常见病防治专家答疑系列

白内障防治 120 问

（修订版）

张 磊 张卯年 何庆华 编著

U0229842

金盾出版社

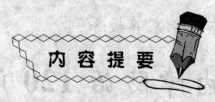

内容提要

本书由解放军总医院眼科专家编著。全书共分 5 部分,以问答形式简要介绍白内障的一般知识,重点阐述先天性白内障、老年性白内障、外伤性白内障、并发性白内障的病因病机、诊治方法和预防措施。本次修订增补了国内外治疗白内障的新技术、新方法,并介绍各种新型人工晶体的特点及选用原则,使其更适合眼科专业人员、基层医务人员参考和白内障患者阅读。

图书在版编目(CIP)数据

白内障防治 120 问／张磊,张卯年,何庆华编著.—修订版.—北京:金盾出版社,2008.12
ISBN 978-7-5082-5450-0

Ⅰ.白… Ⅱ.①张…②张…③何… Ⅲ.白内障—防治—问答
Ⅳ.R776.1-44

中国版本图书馆 CIP 数据核字(2008)第 175360 号

金盾出版社出版、总发行
北京太平路 5 号(地铁万寿路站往南)
邮政编码:100036   电话:68214039 83219215
传真:68276683   网址:www.jdcbs.cn
封面印刷:北京精美彩色印刷有限公司
正文印刷:北京蓝迪彩色印务有限公司
装订:北京蓝迪彩色印务有限公司
各地新华书店经销
开本:850×1168 1/32 印张:5.75 字数:107 千字
2009 年 7 月修订版第 10 次印刷
印数:104 001～119 000 册 定价:10.00 元

(凡购买金盾出版社的图书,如有缺页、
倒页、脱页者,本社发行部负责调换)

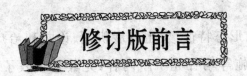

修订版前言

　　白内障是眼科临床的常见病和多发病,尤其老年性白内障,是老年人最常见的眼病之一。白内障严重影响患者的身心健康和视觉功能,给社会、家庭、工作和生活都带来一定影响。因此,预防和治疗白内障是防盲治盲的一项重要任务,也是眼科医生一项十分重要的临床工作。为了帮助眼科医生与基层医务人员不断提高专业技术和满足广大白内障患者了解防治知识的需要,我们根据多年来眼科临床工作的经验和体会,于1994年编写了《白内障防治120问》。本书出版以来先后8次印刷,销售量达9万多册,受到广大读者的欢迎。10多年来,由于科学技术的飞速发展,白内障的防治也有很大的进步,许多观念和治疗方法与过去已有较大不同,尤其是人工晶体材料和制造工艺的改进,使治疗效果越来越好。因此,我们结合临床实践,并参考了近年来国内外防治白内障的最新成果和有关文献资料,对本书进行了修订。

　　本书修订后仍分五大部分,对白内障的基本知识,先天性白内障,老年性白内障,外伤性白内障和并发性白内障的病因、形态特征、发生发展机制、诊断和治疗方法、预防保健措施等均补充了新内容,尤其是吸收了国内外治疗白内障的最新方法。同时,对眼科临床工作中常遇到的和白内障患者常提出的疑问也做了详细解答。本书修订后,更加适合眼科专业人员、基层医务人员、五官科医师参考及白内障患者阅读。

由于我们水平有限,经验不足,缺点和错误在所难免,恳切希望广大读者批评指正。

解放军总医院眼科　张卯年

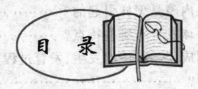

目　录

一、基本知识

二、先天性白内障

四、外伤性白内障

五、并发性白内障

一、基本知识

1. 什么叫白内障?

在正常人的眼睛里,虹膜的后面有一个透明的双凸形透明体,这就是晶状体。正常晶状体除了有规则的透明的纤维排列结构和无血管因素外,还依靠其特殊的、复杂的新陈代谢来维持它的透明性。在儿童和青少年时期,由于代谢旺盛,其晶状体呈椭圆形,无色、透明。随着年龄的增长,晶状体富含的水分逐渐减少,核心部逐渐变硬,色素大量生成,晶状体周边部颜色变为灰色或淡黄色调,晶体核有时呈深褐色;年龄越大,这种改变也越明显,核心部的硬化程度也越高。无论什么原因,只要晶状体蛋白发生变性或混浊,变成不透明,以致影响视力,就称为白内障。

2. 正常晶状体的结构是怎样的?

正常晶状体为一双凸面透明组织,直径约为 10 毫米,厚 4 毫米,位于虹膜、瞳孔之后,玻璃体之前,前面与后面交接处为赤道部,前面的中央点为前极,后面的中央点为后极,在晶状体的赤道部有睫状韧带附着。晶状体在眼球中的位置及与周围组织的关系见图 1、图 2、图 3。

在人的一生中,晶状体纤维不断地形成,但旧纤维并不脱落,而被挤压于中央部,像裹"洋葱皮"样逐渐形成大而无弹性的核心。在裂隙灯显微镜下,晶状体的内部结构由外向内可分为 3 层:①囊膜层,包围整个晶状体的外

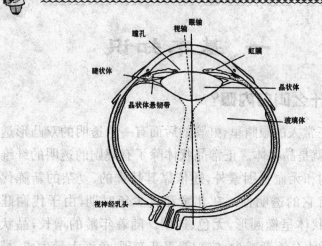

图 1　晶状体在眼球中的位置

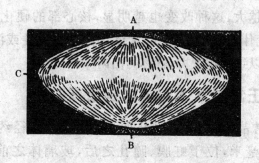

图 2　晶状体的侧面观
A. 前极　B. 后极　C. 赤道部

层。②皮质层,在囊膜下分前皮质层及后皮质层。③核层,位于晶状体的中央部,成年人可见胚胎核、胎儿核、婴儿核和成年核。在婴儿核与胚胎核之间可见两个透明的裂隙状结构,医学上称为丫缝(图4)。

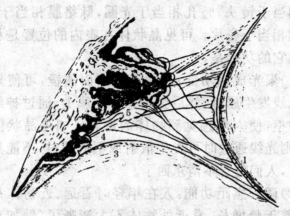

图3　晶状体悬韧带结构

1. 睫状体　2. 晶状体　3. 玻璃体　4. 晶状体悬韧带　5. 睫状肌

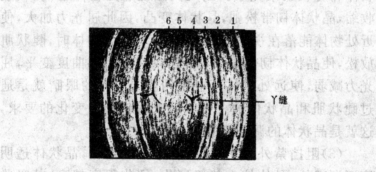

图4　晶状体的裂隙灯光学切面

1. 前囊膜　2. 前皮质层　3. 成年核　4. 婴儿核　5. 胎儿核　6. 胚胎核

3. 晶状体有什么功能？

　　人们常把眼睛比作照相机。照相机有镜头、光圈、暗箱、底片和调节装置，人眼的结构也十分相似，角膜和晶

状体相当于镜头,瞳孔相当于光圈,脉络膜相当于暗箱,视网膜相当于底片。可见晶状体在眼内的位置是相当重要的。它的功能是:

(1)聚光成像功能:晶状体是凸面透镜,可使外来的平行光线发生屈折,然后会聚在视网膜上,通过神经传导至视中枢,使人们感觉到物体的形象。如果晶状体发生混浊,则光线通过时可发生散射或不能通过,不能聚在视网膜上,人们就看不清东西了。

(2)调节焦距功能:人在年轻时看远、近物体都很清晰,随着年龄增长,看近处物体不太清晰了(譬如看书),这是眼的调节功能减退的缘故。眼的调节功能主要由晶状体和睫状肌来完成。当人们注视近处物体时,睫状肌收缩,晶状体韧带松弛,晶状体变凸,因此屈光力加大,使近处物体能落在视网膜上。反之,看远处物体时,睫状肌放松,使晶状体韧带紧张,晶状体弹性回缩,曲度变平,屈光力减弱,使远处物体落在视网膜上。人的眼睛就是通过睫状肌和晶状体的一张一弛来适应物像变化的要求,这就是晶状体的调节功能。

(3)阻挡紫外线功能:随着年龄的增长,晶状体透明度逐渐减低,晶体核也趋于硬化,硬化程度越高,其吸收短波紫外线的能力也愈强,可免受紫外线对视网膜的损害,对视网膜有保护作用。因此,晶状体摘除后,应配戴吸收紫外线的有色镜片,以保护视网膜不受损害。

4. 晶状体的生理、生化特征有哪些?

晶状体是一种无色透明的组织,本身无血管、无神经纤维,有恒定的水分含量和高浓度的蛋白质及复杂的新陈代谢。这些生理特点保证了晶状体的透明性。

晶状体的生化特征有以下几方面:

(1)蛋白质含量高:晶状体的蛋白质含量可高达35%,是人体内蛋白质含量最高的组织,从生化方面来说,晶状体混浊主要是蛋白质的改变。正常透明晶状体随年龄增长而呈淡黄色,一般认为这与晶状体蛋白质代谢产物有关,这是正常老年人的生理性改变。

(2)新陈代谢既缓慢又复杂:晶状体的营养供应来自周围的房水和玻璃体,维持正常代谢所需要的营养是通过囊膜的弥散与渗透作用而扩散到晶状体内,其代谢产物也是通过周围的液体交换而排泄的,因此代谢十分缓慢。一旦房水、玻璃体有成分上的改变,晶状体的正常代谢就会受到影响。另外,正常人晶状体内谷胱甘肽、维生素C的含量较高,而老年人此两种物质含量减少;加上晶状体内类脂质成分和钙、磷的含量增加,均使晶状体的正常代谢发生紊乱而促使白内障发生。

(3)酶的活性高:晶状体内含有两种蛋白水解酶,一种蛋白水解酶参与晶壮体自溶作用,当晶状体的 pH 值低于 7.4 时,可引起晶状体蛋白质的自溶性变化,使晶状体产生乳状混浊;另一种蛋白水解酶能将变性而沉淀的蛋白质消除,防止晶状体混浊,若此酶活性减低,则变性的蛋白质积聚,就会产生白内障。

(4)有吸收水分的能力:晶状体纤维具有吸收大量水分的能力,一旦房水的渗透压改变或晶状体囊膜破裂损伤,大量房水可被吸收,使晶状体纤维肿胀而导致混浊。

5. 早期白内障的晶状体有哪些变化?

在眼科门诊常听有人说,我得了白内障。但经散大瞳孔后用裂隙灯显微镜检查,医生认为是正常晶状体老化改变。这些情况不但给病人增加了精神负担,也给医生带来不必要的麻烦,其原因主要是对晶状体的一些生理性变化和早期白内障的变化辨别不清。如何区别晶状体的这两种变化呢?

(1)晶状体生理性变化:正常人随年龄增加,晶状体核逐渐变大、变硬,光学密度增加,成人核中浮雕样花纹增强;有的呈山崎状突起,反光增强;晶状体皮质密度也增高,以至于出现灰黄色调(氨基酸量增加所致),后皮质区更加明显,有时可在囊下或成人核表面出现1~2个孤立的小空泡,也可能有些屈光方面的变化(如近视、远视或调节功能减弱等),配戴普通眼镜(近视镜或远视镜)视力可达到正常。这些都是晶状体生理性变化,就像老年人皮肤上出现皱纹,头发变白一样。

(2)早期白内障变化:①晶状体板层分离,在晶状体的皮质部出现一定宽度的线条状纹理,呈平行排列,晶状体纤维反光增强,有时可在边缘部发生毛刺(图5)。临床上认为板层分离是由于晶状体皮质吸收水分,以致液体积聚的结果。②水裂或大量空泡形成,水裂位于晶状体皮质的深层或中层,在丫缝周围者可呈放射状排列,在裂隙灯光学切面上,水裂呈光学密度减低的空间,其边缘不规则,带有白色线条样混浊(图6)。空泡多位于囊下及前

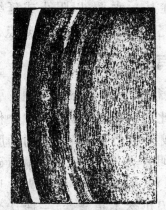

图5 水裂的光学切面
及附近的板层分离(前皮质)

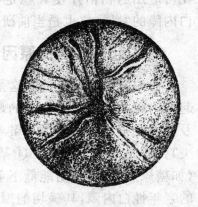

图6 晶状体放射状水裂

皮质浅层,大小及数量不等,但非孤立存在,空泡周围晶状体皮质结构模糊（图7）。③晶状体周边部出现大量点、片状混浊,羽毛状混浊,有的呈木片断裂状外观,有的如车轮状排列,其周围晶状体纤维反光增强。④晶状体核变为灰白或棕黄色,失去原有的透明性。视力也逐渐下降。

区别这两种变化在眼科临床上有十分重要的意义。在早期白内障阶段这些晶状体的变

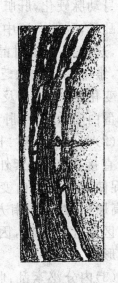

图7 晶状体空泡

化可应用药物治疗使其稳定在某一水平,以阻止或延缓白内障的发展,这也是当前研究白内障药物治疗的热点。

6. 引起白内障的原因有哪些?

白内障是怎么得的?这是很多人所关心的问题。引起白内障的原因是多方面的,比较明确的原因有:①外伤及放射线损害。②药物中毒或某些严重眼病(如葡萄膜炎)。③先天发育障碍。④某些全身性疾病及代谢障碍(如糖尿病、甲状腺功能低下等)。但是,对于老年人常见的老年性白内障,其确切的原因仍然不很清楚,一般认为与多种因素有关:

(1)晶状体营养代谢障碍:老年人随着年龄增长,常有全身动脉硬化,肝脏解毒功能及代谢障碍,肾脏排泄功能紊乱等,致使血液中谷胱甘肽、维生素及无机盐的比例失调,这些都可能对晶状体的营养代谢产生不良影响。另外,维生素 C 的缺乏、晶状体 pH 值的改变及房水渗透压的变化,导致水分及一些有毒物质渗入晶状体,引起晶状体蛋白变性,纤维肿胀,最终发生混浊。

(2)紫外线照射:长期暴露于阳光下,除紫外线对眼睛的直接损伤外,紫外线还可以影响晶状体氧化还原过程,促使晶状体蛋白变性。我国白内障流行病学调查表明,高原(如西藏)、南方地区的白内障发病率远远高于平原地区和北方地区,因此认为过多紫外线照射可促使白内障形成。

(3)内分泌紊乱:临床上常见的糖尿病、甲状腺功能减退,均可加重和导致老年性白内障的发生和发展。因

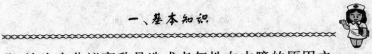

此,认为内分泌紊乱是造成老年性白内障的原因之一。

(4)遗传因素:比较明确的有先天性白内障,与家族遗传密切相关。有些学者认为,部分老年性白内障也和遗传有一定关系,而遗传因素是通过影响晶状体精细复杂的代谢而起作用的。

(5)晶体核硬化与脱水:有人认为,老年性白内障是人体衰老的一部分,也和全身其他器官衰老一样,随着年龄增长,由于晶状体衰老,其细胞代谢降低,细胞核分裂减少,加上房水的渗透压改变及电导度增加,使细胞内氧化作用增强,导致晶状体混浊。

7. 得了白内障后有些什么感觉?

根据原因和形态学特征白内障可分为数种类型,除了病因明确的外伤性白内障(穿通伤)以外,其余的白内障大多是缓慢发病,逐渐进展的。因此,早期白内障几乎没有什么感觉,病眼不红不肿,不痛不痒,只觉得眼前有一层白雾,看东西灰蒙蒙的,对精细的东西分辨不清,视力逐渐减退,且不能用镜片矫正;有时出现视物弯曲,视物成双或单眼多视现象。对核性白内障或并发性白内障患者,在光线较强时(如晴天)反而视力差,光线弱时(如阴天或傍晚)视力较好,这是由于光线暗时瞳孔较大,光线通过周围透明的晶状体可进入眼内,产生清晰的视觉,而光线强时,瞳孔缩小,进入眼内的光线较少,光线不能通过正中混浊的晶状体,看东西反而模糊不清。随着晶状体核的日趋硬化,它的屈光力也增强,因而可产生晶状体性近视,这时有些老年人会感觉自己以前的"老花眼"

有所好转；同时由于晶状体混浊的不均匀（如水泡、水裂），可引起光线散射，更加重了看远处的模糊感觉。

此外，有少数的白内障患者当病情进展时，晶状体吸收过多的水分，引起晶状体膨胀，体积增大，以至于发生睫状体或瞳孔阻滞，导致眼压升高，医学上称为"继发性青光眼"，病人可有剧烈眼痛、头痛，重者可发生恶心、呕吐等严重并发症。

8. 如何检查白内障？

经常有人问，得了白内障应当做哪些检查，多长时间检查一次为好。这应根据患者的医疗条件和当地的医疗水平作具体分析。一般白内障患者应做如下检查：

（1）对晶状体周边部混浊不影响视力者，可每6个月做一次裂隙灯检查，了解晶状体混浊范围有无扩大、形态有无变化、后囊是否混浊等。有条件者最好每年行晶状体照相（裂隙光切面）或行晶状体混浊定量分析。

（2）对晶状体不规则混浊，有较多水裂，引起屈光变化者（如近视、远视、散光等），除裂隙灯检查外，应根据视力减退的程度和患者的工作性质予以电脑验光，以求达到较好的矫正视力。

（3）对晶状体明显混浊的白内障，最少应每年检查一次视力，并行裂隙灯和眼底检查，了解晶状体混浊情况及眼底有无病变。

（4）对接近成熟的白内障（视力在0.1以下）或后囊明显混浊，视力严重减退者，应检查5米光感、光定位、红绿色觉、散瞳下裂隙灯检查。必要时行B超和眼电生理

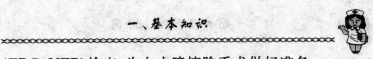

(ERG、VEP)检查,为白内障摘除手术做好准备。

总之,对白内障的检查应因地制宜,因人而异,根据晶状体混浊的范围和程度、对视力影响的大小、患者对视觉精度要求的高低等因素,来决定检查的项目和间隔时间,以达到早期诊断、合理治疗的目的。

9. 怎样预防白内障?

白内障虽然不是什么大毛病,但它可引起视力严重减退,影响日常生活、工作和学习,有的甚至造成家庭不和、夫妻离异(如外伤性白内障)。因此,预防白内障,特别是老年性、外伤性及先天性白内障就尤为重要。预防措施主要有以下几方面:

(1)外伤性白内障:①自幼要教育儿童不要用锐器打闹,不要玩危险的玩具(如带子弹的手枪、弓箭等)。②成年人在工作中要注意防护,冶金工人及车床工人上班要配戴保护眼镜,以免误伤眼睛;碰伤或刺伤眼球后,要及时到医院请眼科医生检查治疗。

(2)老年性白内障:此种白内障的发病原因复杂,如营养、代谢、内分泌变化、紫外线照射、环境因素等,对白内障的形成均有影响。针对这些因素,适当增加营养,多吃水果蔬菜,保持心情舒畅,避免过强光线及紫外线直射眼睛,发现内分泌疾病(如甲状腺功能低下),要及时诊治等。另外,定期行健康检查,应用裂隙灯显微镜检查晶状体,发现早期晶状体变化后积极选用有效药物治疗,也是预防白内障及阻止白内障发展的有效措施。

(3)先天性白内障:由于母体及遗传因素所造成,这类白内障是完全可以预防的。母亲在怀孕期间,特别是在前3个月内,也就是胚眼形成阶段,应避免感冒、发热、风疹及荨麻疹等;得病后自己不要乱用药,应在医生指导下用药,以避免影响胎儿的眼睛。另外,还要避免近亲结婚,预防遗传性先天性白内障。

(4)并发性白内障:主要在于预防与白内障形成有关的全身性疾病及眼病,患病后应及早明确诊断,及时有效地治疗,如患糖尿病者,应认真控制饮食,尽可能使血糖控制在6.0毫摩/升(120毫克%)以下,并定期到医院行裂隙灯检查,发现晶状体后有轻微的变化应给予药物治疗。患慢性葡萄膜炎者,应积极查找病因,彻底控制炎症,并坚持治疗,预防复发,给予适当的营养剂,避免炎症对晶状体代谢产生不良影响。

10. 哪些药物可以治疗白内障?

目前,对于白内障的治疗主要有两种方法:手术疗法和药物疗法。手术摘除白内障已成为成熟期白内障惟一有效的治疗方法;药物治疗白内障目前仍处于研究探索阶段,如果药物能阻止早期白内障的发展或使白内障消失,那将是治疗白内障的最理想的方法。药物治疗主要包括抗氧化作用类药物和营养类药物,目前临床上常用的药物有以下几种:

(1)眼药水类:如白内停、利明眼液、治障平及晶明眼药水等;国外主要应用的有谷胱甘肽、沙普爱斯、卡他林和法可林眼药水等。

（2）口服药类：如维生素 C、维生素 B_2、维生素 E、碘化钾、仙诺灵、阿司匹林和路丁等。

（3）中成药类：如磁珠丸、治障丹、障眼明片、石斛夜光丸、石斛明目丸、杞菊地黄丸、明目地黄丸、复明片等。

从目前临床治疗效果看，无论哪一种药（包括国外用药），对阻止白内障的发展均不够理想。一些很早期的白内障，长期用药以后白内障发展减慢，甚至视力也稍有提高；对一些中期白内障患者，用药后没有什么效验，晶状体混浊程度也无改善；对接近成熟期的白内障，药物治疗就更没有什么效果了。对早期白内障，即使经治疗后晶状体混浊没有发展，也不能完全肯定是药物治疗的结果，因为白内障从早期进展至成熟是一个漫长的发展过程，它也可能自然地停止在某一发展阶段而不至于严重影响视力（在临床上常可见到）。总之，目前所用的治疗白内障的药物效果均不能予以肯定，仍需积极探索发掘确实有效的治疗药物。

11. 得了白内障应当如何点眼药？

如果你看东西越来越模糊，就应当到医院请医生检查，假如医生说你得了白内障，需要应用眼药水治疗，你就应该严格按照医生的嘱咐去做。因为白内障是眼科的慢性病，其发展慢，药物治疗的效果也慢，治疗周期较长，短则几年，长则十几年、几十年。所以，学会点眼药是对白内障病人的一个基本要求。另外据调查，我国目前市售眼药瓶滴管的滴量（1 滴）一般为 50 微升，而我国人结膜囊容量一般为 10～16 微升，最大容量为 20 微升。可见一滴眼药约浪费一半。此外,眼药水滴入结膜囊后,由于泪液的分泌和排出,使药液很快被稀释,有效药物浓度只能维持 20 分钟左右,这是影响眼药水疗效的一个重要因素。因此,掌握正确的滴眼药方法是十分重要的。一般应注意以下几方面:

(1)尽量学会自己点眼药。点药前先将双手洗干净,平卧床上,用左手食指轻压下眼皮并向正下方牵拉,眼睛向上看,右手持眼药瓶,使滴管对准下眼睑结膜,轻轻捏压眼药瓶(塑料瓶),即有 1 滴眼药水滴入眼内(注意滴管一定要对准下眼睑结膜,切勿接触眼皮,以防止眼药水被污染)。

(2)滴药后轻轻闭眼 15 分钟,用手指轻压双眼的内眦部(大眼角),以减慢泪液排出。

(3)应当严格按规定时间定时点药。一般慢性眼病,每日点药 3～4 次即可,欲提高疗效,可增加滴眼次数或提高药物浓度,前者比后者更有效。

目前,国外有售膜控释药系统(简称药膜),药膜放入结膜囊内,可较长时间地慢慢释放出药物,使结膜囊内经常维持较高的药物浓度,同时也不用每日点眼药,给病人带来极大方便。

12. 得了白内障饮食上应注意什么?

得了白内障,思想上不要压力太大,但也不可不闻不问,掉以轻心,认为没有什么关系。对很早期的白内障,只要发现及时,认真保养,白内障会停留在某一阶段不再发展,对视力也没有多大影响;反之,若麻痹大意,满不在

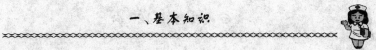

乎,平时又不注意保养,便会使白内障进展加快,甚至到非手术不可的程度。得了白内障(主要指老年性白内障),饮食上应注意以下几点:

(1)保持心情舒畅,饮食规律,避免暴饮暴食。

(2)讲究烹调技术,合理增加营养。

(3)多吃蔬菜、水果等富含维生素 C、维生素 E 的食物。

(4)适当增加猪肝、鸡肝的用量。

(5)忌烟、忌酒、忌长期食用刺激性食物(如生葱、生蒜等)。

13. 得了白内障生活上应如何调养?

有人说,得白内障(主要指老年性白内障)与环境、生活和职业关系不大,饮食和生活上不用过多注意。其实这种看法是不全面的。大家知道,任何慢性病(包括全身性疾病)与生活、环境、家庭、情绪及职业,都有千丝万缕的联系,对疾病的发生、发展和转归有极大影响。俗话说,慢性病的治疗是"三分治疗,七分保养",对白内障的治疗也是一样,千万不可麻痹大意。在生活上应从以下几个方面加以调养:

(1)饮食起居要规律,注意劳逸结合。

(2)阅读和看电视时间应适当控制。老年人由于晶状体的弹性减退,睫状肌的调节力减弱,看书或写字时间长一些会引起眼睛胀痛,甚至头痛不适。因此,阅读、写字、看电视时间应控制在 1 小时之内,每隔 1 小时应到户外活动一下或闭眼休息,晚上或光线较差时最好不要

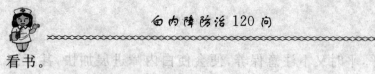

看书。

(3)阅读和体育锻炼应合理安排。

(4)要心胸开阔,性格开朗,遇到不顺心的事或烦恼的家庭琐事要注意控制情绪,正确对待,妥善处理。

(5)每晚保持充足的睡眠,有失眠症或神经衰弱者应用镇静催眠药或中成药调理。

(6)按时点用治疗白内障的眼药或服用口服药,要持之以恒,从不间断。

(7)有屈光改变者,应到医院检查,配戴合适的眼镜。

(8)定期到医院行裂隙灯显微镜检查,观察白内障发展情况,有条件者可行白内障定量分析。

14. 中医学是如何论述白内障的?

中医学认为,内障是指"外不见证、从内而蔽"的瞳神病变,多为脏腑经络失调,精气不能上荣于睛珠、神膏、视衣、目系等部位所致的内眼病。《审视瑶函》云枣花翳,"障者遮也,如物遮隔,故云障也。内外障者,一百零八证之总名也"。因此,内外障泛指一切眼病。根据其发生部位不同,分为内障和外障两大类。

内障包括青光眼、视网膜病变、玻璃体病变及白内障等 10 多种眼病。白内障虽属内障范畴,它又根据发病原因不同分为圆翳内障(老年性白内障)、惊震内障(外伤性白内障)、胎患内障(先天性白内障)等。

(1)根据历代中医眼科文献记载,圆翳内障指睛珠混浊,视力缓降渐至失明的慢性眼病,多因年老体衰、肝肾虚弱、精血不足或脾虚失运,精气不能上荣于目所致。根据其病变发展阶段、程度、部位、形态及颜色差别,又可分为浮翳、滑翳、黄心白翳(图8)、如银白翳(图9)、枣花翳(图10)、沉翳(图11)。

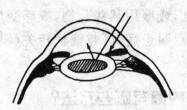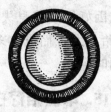

图8 黄心白翳

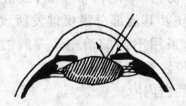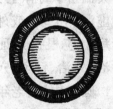

图9 如银白翳

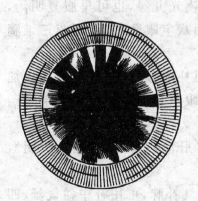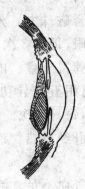

图10 枣花翳　　　　　　图11 沉翳

（2）惊震内障指睛珠受伤发生混浊。因眼部血络受伤，瘀血停留，郁而化热，神水侵扰所致。

（3）胎患内障，因父母遗传或先天禀赋不足，脾肾两虚；或因妊娠期将息失度，或服用某些药物，或感受风毒，影响胎儿发育而成。多双眼患病，可与辘轳转关（眼球震颤）同时存在。

15. 中医治疗白内障有哪些方法？

中医学认为，白内障多由于肝肾两亏、精气不能上荣、目失濡养；或脾土劳伤、脾不能输精于目；或肝经风热、阴虚湿热上攻；或外伤及其他部分眼疾继发所致。因此，治疗上应根据辨证，采用不同的治则。一般的治法有：内治、外治、针灸、穴位注射及手术疗法等。

（1）圆翳内障（老年性白内障）

①肝肾阴虚。内治（口服药）可用明目地黄丸、知柏地黄丸、杞菊地黄丸或石斛夜光丸等，也可早服复明汤，晚服补肾磁珠丸。外治可用八宝眼药水、昆布或三维滴眼液点眼，每日 3 次。

②脾胃气虚。内治可用补中益气汤、升清降浊汤加减，也可用五味异功散或障眼明口服。外治用八宝眼药水点眼，每日 3 次。

③肝经风热。治则宜平肝泄热祛风，方用石决明散加减。

④气血不足。治则宜益气补脾，可用补中益气汤、四物汤加减，或用定志丸口服，每日 2 次。

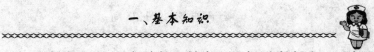

⑤肾阳不足。治则宜温补肾元,方用右归丸、六味地黄丸等。

(2)惊震内障(外伤性白内障):由外伤引起,多有瘀血停留,神水外溢,治则宜清热化瘀,明目消障,方用石决明散或除风益损汤加减,可适当兼用千金磁珠丸。外治可用白内停滴眼液。

(3)胎患内障(先天性白内障):多为脾肾两虚,治则宜补益脾肾,同时应照顾小儿特点,方用四君子汤、参苓白术散或加服驻景丸、五子衍宗丸等。

另外,对于一些早期白内障,还可选用针刺疗法(选睛明、球后、攒竹、鱼腰、合谷、足三里、三阴交等穴位,每日 1 次,每次 2～3 穴,10～12 次为 1 个疗程),穴位注射疗法(用维生素 C 100 毫克,穴位注射,可选合谷、曲池、养老、足三里等穴位,每次 2 穴,10 次为 1 个疗程)等。严重的白内障(睛珠全混,障翳老定)宜选用手术治疗;手术方法有金针拨障、针拨套出术、吸出术及后路白内障摘除术等,可根据病情及患眼的具体情况适当选择。

16. 中医和西医治疗白内障有什么不同?

众所周知,中医和西医对人体结构、脏器功能的认识,治病的理论,以及诊断疾病的方法和手段上均有很大不同。因此,对白内障的认识、发病原因和机制,以及治疗方法上也有很大差异。

(1)中医治疗:中医学认为,内障是由于脏腑经络失调,精气不能上荣于睛珠,肝肾两亏,目失濡养或脾土劳伤,不能输精于目所致。因此,中医治疗白内障是根据

"五轮八廓"（晶状体属水轮范畴），脏腑经络，并结合四诊八纲，将眼的各个部位与全身五脏六腑密切联系起来，进行辨证施治，即中医的整体辨证观念。治疗方法有：

①内治法。主要针对早期白内障，口服中草药煎剂、粉剂或中成药丸剂。

②外治法。点用中草药浸液或应用现代方法炮制的中草药眼药水点眼。

③穴位及经络疗法。应用针灸或穴位注射中药制剂达到调整全身脉络，提高脏腑功能之目的。

④手术疗法。中医的手术方法和西医截然不同，传统的手术方法是金针拨障术，是应用一拨障针，将成熟的白内障压入下方玻璃体内，不取出白内障。后经过改进应用针拨套出术（针拨后取出白内障）、吸出术及后路白内障套出术（应用睫状体扁平部切口，将白内障套出）。无论哪种手术方法，均应等白内障成熟后才行手术治疗。目前这些手术方法均已淘汰，中医师已经接受了西医师的白内障手术方法（超声乳化白内障摘除术）。

（2）西医治疗：西医治疗白内障，主要针对局部晶状体混浊，几乎不考虑全身的治疗方法。一般采用如下治疗方法：

①眼药水。对早期白内障认为可以阻止其发展，常用谷胱甘肽、卡他林、沙普爱斯、利明眼药水等。

②口服药。主要针对白内障发病原因，选用一些口服药片，如老年性白内障可服用维生素 C，并发性白内障（搐搦性白内障）可口服葡萄糖酸钙片等。

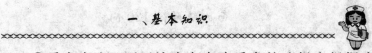

③手术疗法。西医认为白内障手术的选择应根据病人对视觉功能的需求来决定,如病人经常开车外出或操作精密仪器,工作时视力的精度要求高,则不用等白内障成熟(如视力在 0.1～0.3)就可行手术治疗。现代白内障手术为白内障超声乳化术,整个手术过程全部在显微镜下操作,其操作水准已达到了得心应手的程度,且仅用眼球表面麻醉(如结膜囊内点爱尔卡因即可),手术时间也只有 10～20 分钟;目前还备有各种型号及类型的人工晶体,白内障摘除人工晶体置入后几乎和正常眼无大差别。因此,目前国内外已大量开展此种白内障摘除人工晶体置入手术,使许多患者重见了光明。无论白内障成熟与否,根据患者的工作需要,均可选择此种手术。

总之,中医治疗白内障,强调眼与五脏六腑、全身脉络的联系,进行辨证施治,且以内治法为主,其手术治疗方法和西医一样。而西医治疗白内障则注重眼局部治疗,且以白内障超声乳化摘除、人工晶体置入为主要的治疗方法。

17. 白内障是怎样分类的?

白内障通常是根据它的病因和形态学特征分类的。临床上将它分为以下几种类型:

(1)先天性白内障:指胎儿发育过程中,某些因素影响晶状体的胚胎形成,出生时即存在的晶状体混浊。大部分为双眼发病,少数为单眼,一生中常保持静止状态。多由于染色体基因的变异或母体和胎儿的全身病变(如母体怀孕 3 个月内患风疹、麻疹、腮腺炎或水痘等)造成胎儿晶状体的损害,个别患儿除有白内障以外,还伴有虹膜缺损、小眼球、小角膜或大脑发育不全等畸形。先天性白内障根据形态学特征可分为:①绕核性白内障。②膜性白内障。③点状白内障。④花冠状白内障。⑤极性及囊性白内障。⑥纺锤形白内障。⑦全白内障等十多种。

(2)老年性白内障:是指晶状体逐渐变性混浊,而全身或局部未能查出明确病因,相对于年龄在40岁以上而言。多为双眼发病,进展缓慢,少则三五年,多则十几年、几十年,但其发病时间、速度及混浊程度可有差别,对视力的影响程度也有不同。根据晶状体混浊发生的部位,可分为皮质性白内障、核性白内障和后囊下型白内障。根据其混浊的程度分为初发期、未成熟期或膨胀期、成熟期、过熟期4个期。

(3)外伤性白内障:发病原因明确,由于眼部钝挫伤、穿孔伤、电击伤、爆炸伤、放射线损伤或眼内异物引起。根据其损伤的性质及程度不同,白内障的发展速度及晶状体混浊形态也不一样,引起晶状体混浊的范围及对视力的影响也不相同。

(4)并发性白内障:是指由于继发于眼局部病变引起的白内障,包括眼前部严重病变如虹膜睫状体炎造成的晶状体前囊下的混浊,以及眼后部长期的炎症或循环障碍和营养障碍产生的白内障,如葡萄膜炎、脉络膜视网膜炎、长期的视网膜脱离和视网膜色素变性等。

(5)药物或中毒性白内障:由于长期使用某些药物或接触有毒物质导致晶状体发生混浊。有毒物质包括:二硝基酚、萘、三硝基甲苯、芥子气、银、汞等,特点是在晶状体周边部形成环状或楔形混浊。药物性白内障包括:①全身用药。如麦角碱、肾上腺皮质激素等引起的晶状体后囊下混浊。②局部用药。治疗青光眼的缩瞳剂,如毛果芸香碱、碘化磷等引起的前囊下混浊。

(6)全身性疾病与白内障:①糖尿病性白内障。一种为合并老年性白内障,一般为40岁以上有糖尿病病史,白内障发展较早较快,容易成熟,多为晶状体后囊或后皮质混浊;另一种是真性糖尿病性白内障,主要见于青少年糖尿病患者,发病年龄为20岁左右,可在几天或几周之内成熟,多为双眼发病,从前囊下开始混浊。②手足搐搦性白内障。由于甲状旁腺功能不全,血钙过低引起,常常是双眼的晶状体皮质内出现鱼骨样辐射形条状混浊。③肌强直性白内障。见于强直性肌萎缩的病人,合并多种内分泌功能失调,其特点是晶状体混浊由后向前发展。

(7)先天遗传性疾病引起的白内障:如马凡综合征、半乳糖血症、愚儒症、有机酸尿症、伸舌样痴呆等。

此外,还有一种后发性白内障,是指晶状体摘除后(囊外摘除术)发生的后囊膜混浊,严重影响视力,实际上是手术残留的皮质及前囊上皮细胞增殖形成的膜样混浊,严格说不能称之为白内障。

二、先天性白内障

18. 什么叫先天性白内障？

　　先天性白内障是指胎儿发育过程中,某些内生性(染色体遗传)或外生性(胎儿或母体全身病变)因素影响晶状体的胚胎发生或生长发育过程,致出生时即存在的晶状体混浊。根据其不同的形态特征,可分为点状内障、前极或后极性内障、囊性内障、膜性内障、花冠状内障、绕核性内障及全内障等10多种。绝大多数先天性白内障不影响视力,也无任何感觉,故不需特殊治疗;但不论哪种形态的先天性白内障,只要影响到患儿的视力,就需要尽早行手术治疗。

　　先天性白内障是胎儿全身发育障碍的一种表现,除晶状体发育障碍外,往往还合并眼部或全身其他部位的畸形,故对先天性白内障患儿,不仅应注意晶状体的变化,还应留意眼部(如小角膜、虹膜缺损、小眼球等)及全身其他部位(如四肢发育不全等)有无先天性畸形,以便及早治疗。

19. 先天性白内障是怎样引起的？

　　先天性白内障虽然有多种形态,且在晶状体胎生过程中的变异也不尽相同,但影响晶状体生长发育基本上有三大因素:

　　(1)内生性因素:指染色体基因突变,引起晶状体胚

二、先天性白内障

胎发生过程障碍(晶状体的不完全或推迟脱落及玻璃体血管系统的延迟消退等)。多有遗传性及家族史,有三种不同的遗传方式:①常染色体显性遗传。患者子女遗传此病的概率为50%,男女机会均等,但无病子女与正常人结婚,其子女不会发病。②常染色体隐性遗传。父母双方是致病基因携带者但不发病,后代子女的患病率是25%。③X连锁隐性遗传。有病的人大都为男性;男性患者的子女都正常,代与代之间有明显的不连续性;男性患者的女儿正常,但是可能是致病基因携带者,生出来的外孙可能是患病者。

(2)外生性因素:为引起先天性白内障的主要原因。由于母体或胎儿受某些因素的影响导致晶状体发育障碍,如母体在怀孕3个月内患风疹、水痘、麻疹、带状疱疹、脊髓灰质炎、腮腺炎等传染病时,胎儿可表现一系列发育障碍,多数有先天性白内障发生,感染越早,白内障发生率也越高,其中风疹病毒感染致胎儿先天性白内障最常见。另外,胎儿在发育期间,某种因素导致甲状旁腺功能紊乱,引起钙代谢失调,也是引起先天性白内障的原因之一,此种白内障患者可伴有全身含钙组织发育不良,如牙齿、骨骼发育异常等。

(3)原因不明:多为散发病例,难以确定遗传因素或环境因素,也可能是基因突变引起。

20. 婴幼儿眼球发育有哪些特点?

大家知道,虽然胎儿在6~7周时胚眼已初具雏形,眼球的轮廓已能够分辨,但眼球的各个系统及功能发育还很不完善,直到出生后眼球仍在继续变化,到青春期前后,眼球发育速度加快,15～16岁时眼球基本上已接近成人大小。

婴幼儿眼球发育的特点,归纳起来有以下4点:

(1)眼球的增大及外形的改变:6个月至3岁,眼球增长甚为迅速;3～14岁时,眼球增长速度变慢,但仍持续增长;到青春期(15～16岁),眼球增长速度又加快,以后则改变甚微。据我国统计,新生儿的眼球前后径约为15毫米,3岁幼儿迅速增加至22.5～23毫米,以后每年仅增加0.1毫米左右,15～16岁接近成人眼球大小。然而,眼球各组织的增长速度和程度是不一致的,一般说来,眼球的前部(角膜)增长较小较慢,而后部增长较大较快,尤其是玻璃体,其容量大幅度增加,从而导致眼球外形的显著改变。

(2)眼球屈光变化:前面提到,新生儿眼球前后径较短,且不呈正圆形,因此多有轻度远视(一般为3～4屈光度);晶状体呈球形,角膜弯曲度也较大,其屈光力较成人为强。随年龄增长,特别是青春期前后,眼轴逐渐变长,使近视倾向增加,与此同时,角膜与晶状体也变得比较扁平,一定程度上抵消了近视倾向,这样使眼球总的屈光能力保持不变。总之,随着婴幼儿眼球的发育,屈光能力的变化是逐渐由远视(85%以上)向正视方面发展的。

一般婴幼儿的视力发育过程为,生后1个月眼前手动,2个月0.01,3个月0.02,4个月0.05,6个月0.06～0.08,8个月0.1,10个月0.1～0.15,1岁0.2～0.25,

2岁0.5,3岁0.6,4岁0.8,5岁1.0,6岁1.2。

（3）眼球内部组织的继续分化及功能的完善：做母亲的都有这样的体会，刚生下的婴儿没有瞬目反射，用手在婴儿眼前晃动，他不会眨眼睛，眼球转动也不协调，无目的转动，用手电光照射其眼睛时仅有一瞬间反应。随着月龄增加，这些功能逐渐建立。出生后两个月开始有简单的瞬目反射，3个月开始有目的的注视，4个月眼底黄斑部继续分化，且逐渐出现中心凹，6个月时眼底形态才逐渐接近成人眼底的典型结构，出现真正的双眼注视和立体视觉。

（4）晶状体的变化：晶状体纤维在一生中持续不断地新生，像裹洋葱皮样，一层一层的新生纤维不断地附加上去。因此出生后随着年龄增长，晶状体的体积逐渐增大。新生儿的晶状体重量约为80毫克，青春期时约为160毫克，到70岁时则为200毫克。出生时晶状体为球形，青春期后则逐渐变为扁平的圆形。屈光能力由强变弱。

21. 从胚胎到成年晶状体的发生、发育过程是怎样的？

从胚胎学的角度来说，晶状体是由表面外胚叶发生的，其发生过程大致分为以下两个阶段：

（1）晶状体泡形成阶段：胚胎3.2毫米以前（相当于怀孕后3周），表面外胚叶仅由一层未分化的立方上皮构成，到胚胎4.5毫米时（相当于怀孕后3～4周），表面外胚叶上皮层逐渐变厚，形成晶状体板。胚胎5毫米时，此板内陷成凹,称晶状体凹,至胚胎9毫米时(相当于怀孕后4~5周),晶状体凹逐渐加深变大,与表面外胚叶完全分离,形成一个球形的晶状体泡。

(2)晶状体纤维及核形成阶段:晶状体泡从表面外胚叶分离后,前壁逐渐分化形成前囊下上皮细胞,后壁逐渐变细变长,分化为原始晶状体纤维,在中央部分形成晶状体胚胎核,胚胎1~3个月时完成。胚胎3~8个月时逐渐形成胎儿核,出生前则形成婴儿核(由继发晶状体纤维形成),青春期以后至成年期逐渐形成成年核。胚胎2~3个月时,前后壁交界处的细胞变为晶状体赤道部上皮细胞,然后逐渐分化和生长,形成新的晶状体纤维(称继发晶状体纤维),由上皮下移向深部,围绕中央核一层层增加,到成年后,晶状体纤维仍在缓慢增长,终身不停。

22. 先天性球形晶状体和无晶状体是怎么回事?

前面已经说过,先天性白内障的形成与内生和外生两大因素有关。除晶状体混浊之外,临床上还可看到其他先天性晶状体发育异常,如先天性小晶状体或球形晶状体、先天性无晶状体等。

先天性小晶状体或球形晶状体多为双眼同时发生,晶状体小而圆,其前后径相应增大,有高度屈光能力,故此种眼球多为高度近视。因晶状体与虹膜距离较近,加之睫状小带发育不良,故头位改变时,晶状体可随头位改变而改变,导致晶状体脱位或半脱位,生理性瞳孔阻滞;

也常合并先天性瞳孔闭锁、反向性青光眼等,晚期常发生白内障。此种先天性小晶状体或球形晶状体发生的原因,认为是胚胎 5～6 个月时,受某种不良因素影响致使晶状体发育停顿,或晶状体血管膜血液供应不足,或某种原因缺血缺氧,使晶状体不能相应长大,而导致先天性小球形晶状体的发生。

先天性无晶状体比较罕见,它又可以分为原发性先天性无晶状体和继发性先天性无晶状体。前者认为是在胚胎 3.2 毫米以前表面外胚叶受某种不良因素影响,导致无晶状体板形成,故晶状体无法形成。后者指晶状体板形成后或晶状体初具雏形后,又因某种原因(晶状体囊膜破裂、皮质吸收)使晶状体变性而消失,只残留几条白色绒毛样组织与瞳孔膜相连或只见一个收缩变形的囊膜组织,形成继发性膜性内障。此种膜性内障的产生,一般认为与胎内感染有关,有时可与先天性小眼球或先天性眼球震颤同时存在。

23. 先天性白内障和全身发育有什么联系?

眼是人体的一部分,许多先天性全身性疾病多在眼部有所表现,有时根据眼部的变化,即可追踪出全身某种疾病的线索。有先天性白内障的患儿常常合并全身其他器官的畸形或发育不良,它们之间往往有千丝万缕地联系。如 Francois 综合征(鸟脸白内障综合征),除先天性白内障外,还合并有下颌发育不全、侏儒、毛发稀少、皮肤萎缩等全身改变;先天性愚型的病人也是先天性白内障综合征之一,常合并有大脑发育不全、智力减退、四肢关节松软、先天性心脏病等。

此外,还有许多遗传病亦与白内障有密切联系,如强直性肌营养不良、半乳糖血症、先天性钙化性软骨营养不良、Stickler 综合征、马凡综合征、早老征、Gruber 综合征、Turner 综合征等。因此,眼科医生在检查先天性白内障的同时,也要注意有无全身某系统的发育异常,以便进一步明确诊断,合理治疗。

24. 先天性白内障患儿有哪些表现?

大家知道,大多数白内障患者发展缓慢,视力进行性减退,且一般无任何不适感觉。尤其是儿童,自己不会诉说病情,如家长不细心观察孩子的一举一动,是很容易忽视孩子眼睛毛病的。发现孩子先天性白内障的异常表现,可从生活中观察和医生检查两方面来进行。

先天性白内障患儿由于视觉功能较同龄儿童为差,首先表现出的是生活能力下降及不协调。例如,对看电视及鲜艳的画面不感兴趣,不能够准确拿取细小物品或玩具,阅读及写字距离书本过近等;有时可表现为一只眼视物(看书时需歪着脑袋),较同龄儿童行动迟缓,不爱到户外活动,不愿和小朋友在一起玩耍等。有些家长发现孩子这些表现,错误地认为孩子还太小,胆子小,长大以后就好了。还有一种表现:孩子出生时双眼球偏小或双眼大小不对称(差别过大),几个月或几年后发现孩子眼珠不自主转动,有时翻白眼或"对眼"。有的家长认为是孩子的不良习惯或一般的"斜眼",无故训斥或打骂孩子,强迫其改正,其实这种眼珠转动是自己无法控制的,它是由于视觉功能不好或生来即有的。若家长发现孩子有以上所述情况,应当到医院检查有无先天性白内障的可能。

先天性白内障患儿眼科检查比较简单,如发现孩子瞳孔区灰暗或发白,视力又不好,应当用1½阿托品眼药水或眼膏散大瞳孔,详细检查晶状体混浊的形态及范围便一目了然。

另外,先天性白内障患儿常常合并眼部其他方面的先天畸形或合并全身发育异常及代谢障碍。发现双眼球较小,小角膜,虹膜、脉络膜缺损,眼球震颤,弱视以及四肢发育不全、小头畸形等,应当注意有无先天性白内障的表现。

25. 先天性白内障影响视力吗?

前面已经谈到,先天性白内障虽然出生时即有,但有不少是静止的或发展缓慢的,绝大多数晶状体混浊位于周边部皮质区,且分布稀疏,范围也不大。分布致密或位于核层,严重影响视力的,需尽早行手术治疗。影响视力的先天性白内障有以下几种:

(1)绕核性白内障:是出现在半透明的核心层周围的点状混浊,典型的表现为"菊花瓣"样排列的带状混浊区,有时可见多层带状混浊区套叠着。因其常位于瞳孔区,故对视力影响较大。带状混浊在胚胎时期发生越早,则部位越靠近核心,范围也就越小;反之,发生越晚,遮住瞳孔的范围就越大,对视力的影响也越大。此种白内障多数是双侧性的,随着年龄的增长,混浊区可逐渐向深部推移。

(2)全白内障:由于某种原因,晶状体上皮与基质在胎儿期即遭受破坏,使在出生时晶状体即已全部混浊,表现为不规则的、密度不均的灰白色混浊区,有时混浊的晶状体内可发生牛奶样乳化。此种白内障因出生时即严重影响视力,故应尽早(一般在1～2岁时)行手术治疗。

(3)其他少见的先天性白内障:如纺锤形白内障,是一种贯穿晶状体矢状轴、连接前后极的纺锤形混浊,其中部晶状体纤维可高度膨胀,影响视力。中心性白内障,混浊出现在胎核区,边界清晰,一般为白色,小瞳下严重影响视力。

值得注意的是:先天性白内障虽然大多数是静止的,对视力影响不大,但有一部分在缓慢进展,到中年后晶状体混浊的范围慢慢扩大,对视力有一定影响。因此,对先天性白内障患者来说,除了在儿童时期应注意视力的变化外,成年后仍应注意自己视力的改变,并及时采用适当的治疗措施。

26. 怎样早期发现孩子的白内障?

在眼科门诊,经常可以见到孩子于入学前由母亲带来看病,医生检查视力,还不到0.1,裂隙灯显微镜检查发现患儿为先天性白内障。这时母亲才大吃一惊,后悔没有及时给孩子检查眼睛。其实这主要是母亲平时没有细心观察孩子的一举一动,未注意孩子眼睛的内在变化,造成难以挽回的后果,遗憾终身。如何早期发现孩子的白内障呢?应从以下几方面注意观察:

(1)仔细观察孩子的一举一动:孩子刚生下来时,一般眼球的前后径比较短,多为远视,视力发育也不健全。

随着年龄的增长,眼球逐渐变长,远视度数慢慢减少,视力也逐渐增加。正常情况下,3个月的婴儿应当知道用手取物,拿一玩具放在他眼前移动,他的眼睛或头部会跟随运动。1岁以内的婴儿虽然视力较差,但其可主动捡起身边的玩具或拿取食物。如果有白内障的患儿(尤其是双眼患病者),这些能力明显减弱。即应到医院检查。

(2)注意孩子瞳孔区(瞳仁)变化:正常发育的婴儿,两只眼球大小应基本一致,角膜(黑眼珠)透明,用手电光照射瞳孔可见明显的舒缩反应,晶状体透明。如发现婴儿瞳孔区变白或灰暗,无光泽,应马上到医院请医生检查。

(3)注意观察孩子的眼球运动:有的家长发现孩子的眼珠不自主地转动,认为是孩子的不良习惯,便加以训斥或打骂,其实这种眼珠运动是孩子不能控制的,是一种病态。如发现孩子眼珠不自主地抖动,应积极查找原因,到医院请眼科医生检查患儿有无先天性白内障,先天性虹膜、脉络膜缺损等内眼病。

(4)注意观察婴儿有无代偿头位:所谓代偿头位,指一只眼视力不好或看不见东西,患儿视物时经常用视力较好的眼,导致看东西时歪着脑袋,头部偏向视力好的一侧,只用一只眼视物。如有此种表现,应请眼科医生检查有无先天性白内障。

(5)注意检查孩子的视力:正常发育的幼儿,4～5岁时视力可达0.8～1.0,即能够接受普通视力表检查,3岁时可理解动物视力表的图像。因此,家长要尽早带孩子到医院检查视力,以便及时发现先天性白内障。另外,给孩子查视力要有耐心,态度要和蔼,要多给予表扬、鼓励,争取孩子的合作,这样才能查得准确。

27. 如何照顾白内障患儿?

白内障患儿由于视觉功能不好,一定程度上影响了孩子的活动及智力发育,合并全身其他器官畸形者,生活自理能力更差,往往需要家长付出更多的精力照顾。应从以下几方面加以照顾:

(1)生活上多照顾:由于患儿自幼视力差,视觉功能发育不完善,因此生活自理及自制能力相对较弱,对一些精细的东西及小的玩具看不清楚,玩起来也显得笨手笨脚,动作迟缓,一些条件反射也比较迟钝,不灵活。家长要深知孩子是由于视觉功能低下带来的这些问题,不但要从生活上给予特殊照顾,还要耐心、细致的引导,由简单到复杂慢慢锻炼,提高其生活能力,买一些大的或颜色鲜艳的玩具,有意识地刺激视觉功能发育。

(2)学习上耐心辅导:有的家长(尤其是年轻父母)"望子成龙"心切,整天把孩子关在家里学习,认为眼睛有缺陷,更应"笨鸟先飞",不给孩子一点儿玩耍时间。其实这种做法往往适得其反,孩子的成绩不但不会提高,反而会逐渐下降。正确的做法是:家长应帮助孩子安排好学习和玩耍的时间,合理安排休息,多方面、多渠道地激发其学习兴趣。自幼视力较差的患儿,听力和记忆力往往较佳,家长应抓住这个特点耐心诱导,刺激其智力发育,在学习用具及家庭学习环境方面,应尽可能满足其要求,提高其学习的能力。

（3）引导孩子多参加集体及社会活动：白内障患儿由于视力较差，一定程度上限制了其活动能力。有的孩子不愿和别人交谈、玩耍，不愿参加集体活动，这就逐渐养成了一种孤僻、内向甚至古怪的性格。家长要主动带其参加一些有意义的集体活动（游泳、参观等），在客人面前不要说孩子视力不好，或做过什么手术等，要大胆、放手地让其做一些力所能及的事情，做错了或做坏了要耐心诱导，不要粗暴训斥，以免损伤孩子的自尊心。

只要家长努力激发孩子的生活和学习兴趣，关怀和注意孩子生理上的特点，白内障患儿也能够和正常儿童一样愉快地生活。

28. 怎样喂养白内障患儿？

先天性白内障患儿常常合并眼部其他结构及全身其他部位的发育障碍，可以是单眼发生，也可以是双眼受累，有的有智力缺陷，也有的有四肢畸形，且常常并发全身营养不良。因此，从小注意白内障患儿的营养，了解其喂养的特殊性是非常重要的。具体方法如下：

（1）提高饮食兴趣，注意荤素搭配：由于孩子的视力差，视觉敏感度低，对周围的事物反应迟钝，漠不关心，饮食上也是一样，如何提高孩子的饮食兴趣呢？除应当经常变换饭菜的花样外，注意饭菜的色调变化也是很重要的，要多做些孩子能自己拿取，自己挑选的颜色鲜艳的食品，也可购买或做成各种动物模样，形状各异的成品或半成品，供孩子自由选择；同时注意荤素搭配合理，花样也要不断翻新，以提高孩子的食欲。

（2）合理调整饮食结构，注意饮食卫生：先天性白内障患儿，尤其是伴有智力障碍者，每日应适当增加蛋白质的摄入，可多吃一些牛奶、瘦肉、猪肝、鱼、虾类；同时应适当增加维生素，多吃些蔬菜、水果；买一些氨基酸类的补品，以促进其大脑的发育。另外，此类患儿生活自理能力差，尤其是农村或边远山区的患儿，卫生习惯不良，家长应在饮食上多给予照顾，注意饮食卫生。

（3）喂养要有耐心，注意消化不良：伴有大脑发育不良的白内障患儿，除智力发育迟缓外，往往消化能力也差，吃饭少而慢，偏食、挑食现象严重，导致全身营养障碍。因此，在婴幼儿时期，家长应耐心细致地精心喂养，适当增加蛋白质、糖类食品，喂脂类食品时要格外精心，可多买一些半成品、易消化的食物，如市售的"亨氏营养米粉"、"婴儿乳"等。有的家长（尤其是年轻父母）喂孩子缺乏耐心，吃多吃少不闻不问，甚至撒手不管，顺其自然；也有的缺乏科学的喂养方法，不分场合，不记时间，孩子醒后即喂，哭闹即喂，导致患儿消化能力减退。奉劝有此情况的白内障患儿家长，去买一些婴儿营养方面的书籍，学习掌握科学喂养患儿的方法，相信您的小宝宝也将会与正常儿童一样发育良好，活泼可爱。

29. 先天性白内障是如何分类的？

根据发病原因，先天性白内障可分为内生性和外生性两大类。但无论是外生性或内生性，其形态特征及治疗原则无大差别，因此临床上无重要意义。目前，对治疗上有指导意义的为形态学分类法，即根据先天性白内障

的不同形态,混浊的部位、范围,决定治疗的时机及手段。通常分为以下几种类型:

(1)前极性白内障:常合并有前囊混浊,在瞳孔区出现白色的锥状隆起,而形成锥形内障,有时可突入前房,是前囊膜上皮细胞增生的表现。前极性白内障是因胚胎期前房形成过迟,晶状体长期与角膜接触;或由于晶泡体未从表面外胚叶彻底脱落所致(图12)。

(2)后极性白内障:也称后囊性白内障,位于晶状体后极部,晶状体混浊形态类似前极性白内障。是由于胚胎期玻璃体血管未完全消退所致(图13)。

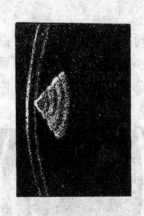 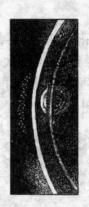

图 12　前极性白内障(光学切面)　　图 13　后极性白内障(光学切面)

(3)点状白内障:在散瞳情况下,裂隙灯检查可发现晶状体内极其细微的点状混浊,呈灰色或浅蓝色,边界清晰。用肉眼可见,并影响视力时称为点状白内障(图 14)。

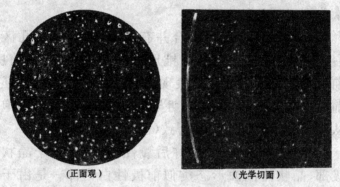

(正面观)　　　　　　　　　　(光学切面)

图 14　点状白内障

(4)花冠状白内障:常双眼同时发生,特点是在晶状体的边缘部不同层次内出现大小不等、形态各异的颗粒状混浊,围绕赤道部排列,形似花冠,故称花冠状白内障(图 15、图 16)。

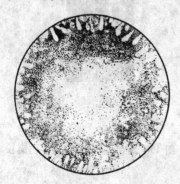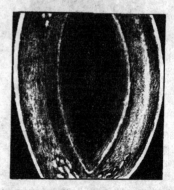

图 15　花冠状白内障(正面观)　图 16　花冠状白内障(光学切面)

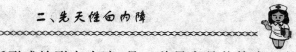

（5）纺锤形或梭形白内障：是一种贯穿晶状体中心的纺锤形或梭形混浊，有时连接前后极，中部可膨胀（图17、图18）。

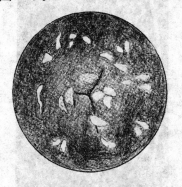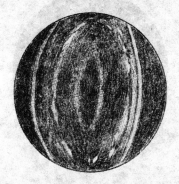

图17　梭形白内障（正面观）　　图18　梭形白内障（光学切面）

（6）星形白内障：出现在晶状体丫缝附近的星状混浊，一般呈雪白或浅绿色。

（7）少见的白内障：如珊瑚状白内障（图19、图20）、矛枪状白内障（图21）、花形白内障（图22）、苔藓状白内障（图23、图24）、中心性白内障等。

以上几种先天性白内障一般都是静止的，如不影响视力可不需处理。

（8）绕核性白内障：为儿童常见的先天性白内障，多为双眼同时发生。特点是在晶状体核心层发生较轻的盘状混浊，在核心层的外周被透明皮质所包围，在透明皮质内，可见到长短不一的钩状混浊跨越赤道部，呈典型的菊花瓣样混浊（图25、图26）。此种白内障对视力的影响较大，故应尽早行手术治疗。

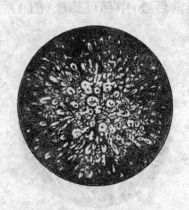

图 19　珊瑚状白内障(正面观)　　图 20　珊瑚状白内障(光学切面)

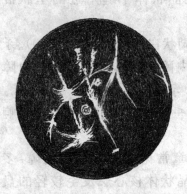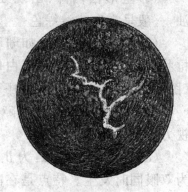

图 21　矛枪状白内障(正面观)　　图 22　花形白内障(正面观)

　　(9)全白内障(完全性白内障):为最严重的白内障,一般出生时晶状体已全部混浊,混浊部位的深浅程度可

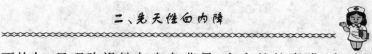

不均匀,呈现弥漫性灰白色背景,有完整的囊膜,有时整个晶状体内容物全部液化,变成乳白色液体,称为液化白内障。此种白内障严重影响视力,故应尽早行针吸术。

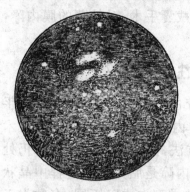

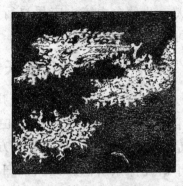

图 23　苔藓状白内障(正面观)　图 24　苔藓状白内障(高倍放大)

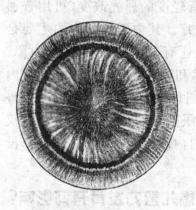

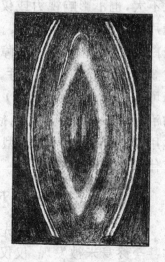

图 25　绕核性白内障(正面观)
　　　("菊花瓣"样排列)　　　图 26　绕核性白内障(光学切面)

(10)膜性白内障:一般发生在液化白内障内容物吸收后,前后囊膜黏着而机化,加之残留的晶状体纤维和上皮细胞形成膜样混浊,其厚薄常不均匀,但对视力影响较大。此种白内障也应尽早行截囊手术,对较薄的膜内障,可采用 YAG 激光治疗。

30. 药物能治疗先天性白内障吗?

前面已经谈到,目前治疗白内障主要有两种方法:手术疗法和药物疗法。现代白内障摘除、人工晶体置入术是治疗白内障惟一有效的方法,而药物治疗白内障仍处于研究探索阶段。先天性白内障是胎儿发育过程中晶状体发育不良造成的,它和其他类型白内障不同,多数先天性白内障是静止的,一生中晶状体混浊的范围和形态变化不大,也不影响视力或仅有轻度的屈光改变(可用普通镜片矫正),因此也不需要治疗。其中影响视力的主要是全白内障和绕核性白内障,还有较少见的膜性白内障。这 3 种白内障主要采用手术和激光治疗(有些膜性白内障可采用 YAG 激光治疗)。目前国内医院配制的及市售的治疗白内障的药物(包括眼药水、口服药、中成药),仅适用于老年性及其他类型白内障,对先天性白内障都没有什么效果。

31. 先天性白内障对患儿智力发育有何影响?

前面已经谈到,多数先天性白内障视觉功能较好,有的甚至终身未被发现,仅仅表现为不同程度、形态各异的晶体混浊,故对智力发育不产生重要影响。但是,对那些双眼全白内障,较重的绕核性白内障,出生时即视力不好,或合并有眼部其他畸形者(如虹膜脉络膜缺损、小眼球、小角膜、视神经萎缩等),由于其自幼视力障碍,一定程度上影响患儿与外界交流,也影响了患儿的智力发育。

此外,先天性白内障合并全身某器官发育异常者,也常常表现为智力低下、发育迟缓。例如,先天愚型,除白内障外,常合并有大脑发育不全、智力减退、先天性心脏病等;鸟脸白内障综合征常合并有下颌发育不全、侏儒、毛发稀少、皮肤萎缩等,这些都对患儿的智力发育产生一定影响。

32. 先天性白内障患儿能上学读书吗?

有的家长担心孩子得了先天性白内障,将来生活、学习都会成问题,工作也不好找。其实这种担心是没有必要的。绝大多数先天性白内障患儿不影响视力或仅有轻度的视力下降,智力发育也较完善。因此,完全能和正常儿童一样上学读书,参加工作。

对较严重的先天性白内障患儿,如全白内障、绕核性白内障等,对视觉功能影响较大,1 岁以内尽早行白内障摘除,术后配戴眼镜或进行弱视训练(应用弱视刺激仪),仍可能获得较好的视力,对上学读书影响不大。

对伴有眼部其他畸形(如先天性小眼球,小角膜,虹膜、脉络膜缺损,眼球震颤等)或智力发育不良者,只要家长耐心辅导,施教得法,仍可能使患儿具备上学读书的条件。近年来,我国各大、中城市都兴办了盲人学校、低智儿学校,对一些智力过于低下,或视力低于 0.1 的患儿,可送入此类学校学习,也可以成长对国家有用的人才。

33. 如何辅导先天性白内障患儿学习?

对视觉功能良好,智力发育完善的先天性白内障患儿,生活、学习能够自理,家长不用担心,和正常儿童一样辅导其学习就可以了。对那些视力低下、智力发育较差的患儿,父母在其生活和学习上应多给予特殊照顾,注意讲究一些方式和方法,才能取得较好的学习效果。

(1)家长的耐心和恒心,是打开孩子心灵窗户的金钥匙:孩子由于视力低下,学习效率低,做父母的应当不厌其烦地讲解,耐心地启发其学习兴趣,由浅入深地引导。要克服急躁情绪和望子成龙、恨铁不成钢的想法,要面对现实。在辅导孩子学习时既要热心,又要耐心,坚持不懈,持之以恒,才有可能取得成效。

(2)根据孩子特点,选用不同的辅导方法:为了刺激孩子的视觉功能发育,除了提高孩子学习兴趣以外,还应当有意识地购买一些色调鲜艳的学习用品,如彩色动物图画、颜色不同的字及各式各样的模型画片等。图片及字要考虑到视力差的特点,尽可能买大一些的,应当由彩色→黑白,由大→小,由简单→复杂,循序渐进,步步深入,扎扎实实。因视力的发育、提高是漫长的过程,不可能一朝一夕就能看出效果,贵在坚持。

(3)帮助孩子养成良好的学习习惯:除上课认真听讲,尊敬老师以外,要设法使孩子懂得自己的生理缺陷(尤其是视力较差者),努力克服困难,坚持完成学习任务,鼓励其加倍努力,锻炼学习意志。要求其按时睡觉、按时起床、按时完成作业。

（4）注意纠正常见的不良习惯：有的家长认为孩子本身能力较差，就放松了对其严格要求，如不认真写字、不按时完成作业，作业完成后自己不检查，依赖父母检查，作业做错了也无所谓，晚上看电视多，睡觉太晚等。对此家长应耐心引导，讲清道理，使其有一个正确的学习态度。

34. 先天性白内障可以做手术吗？

前面说过，先天性白内障大多数是静止的，不影响视力时不需任何治疗；只有严重影响视力的白内障才需手术治疗。是否所有的先天性白内障都可以做手术呢？这要对具体情况作具体分析。一般应遵循以下原则：

（1）晶状体混浊浓密，且位于瞳孔区，严重影响视力，经客观检查眼底情况良好者，应尽早手术。

（2）单眼先天性白内障，另一眼正常者，应尽早行手术治疗。术后患眼配戴眼镜。

（3）全白内障，出生后即有，视网膜完全得不到光刺激，应于生后尽早手术。

（4）晶状体部分混浊，伴球形晶体，或估计视力低下与晶状体屈折力有关者，也应尽早行手术治疗。

（5）双眼先天性白内障且影响视力者，原则上应分期进行手术较为安全，可在一眼术后 1～2 周，再行另一眼手术。

35. 先天性白内障什么时候手术最好？

先天性白内障的治疗目前仍以手术为主，手术方法也越来越多,手术的时间是决定患儿术后视力好坏的关键因素。生后过早手术,因患儿全身各器官功能发育不全,全身麻醉有一定危险性;患儿眼球较小,对手术的耐受性较差,对术者操作精度要求高;手术过晚,则必然妨碍视觉功能的发育,导致弱视及眼球震颤。因此,掌握适当的手术时机是决定患儿能否恢复视力的重要环节。先天性白内障究竟何时手术最好,一般应掌握以下原则:

(1)对生后即有的全白内障,由于视网膜得不到正常的刺激,严重影响视觉功能发育,应尽早行手术治疗,一般在生后3个月内即可进行。

(2)对不完全性白内障,如绕核性白内障,散瞳后视力有进步或混浊区在3毫米以下者,可在1~2岁时行白内障超声乳化术。

(3)对局限性晶状体混浊,患儿平时能与同龄儿童一起玩耍或视力在0.3以上者,可将手术推迟到2~3岁时进行,一般手术时间不得超过6岁,否则不可逆性弱视常可明显加重。

(4)晶状体混浊位于瞳孔区,或单眼先天性白内障,或双眼视力低于0.3者,应在1~2岁时尽早行手术治疗。

(5)患儿母亲妊娠期曾感染风疹,为防止滤过性病毒的活动性,一般主张手术在2~3岁进行。

总之,先天性白内障手术时机的掌握,在不影响全身情况的前提下,原则上宁早勿晚,最好在6岁前进行。

36. 先天性白内障手术前应做哪些准备?

有先天性白内障的患儿,首先应当到眼科检查,如果

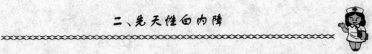

医生认为白内障已经到了需要做手术的程度,就应做好手术前的准备,做全面的眼科检查及全身健康状况的检查,能合作的患儿检查内容应争取与成人相同。

(1)眼局部检查:尚需注意有无重症沙眼、内翻倒睫、角膜血管翳,有无慢性或先天性泪囊炎,能配合者需冲洗泪道,必要时行结膜囊细菌培养。另外,还需注意有无眼部其他先天畸形,如先天性小角膜、小眼球等。

(2)裂隙灯及眼底检查:需散大瞳孔后进行,注意晶状体混浊的形态、范围、密度,从透明皮质处行眼底检查(应用直接或间接眼底镜)。注意有无先天性脉络膜缺损,可对术后视力能否恢复作一初步估计。

(3)视觉功能检查:对 3 岁以下的患儿,因不能配合检查,只能根据有无眼球震颤、瞳孔对光反应,有无虹膜缺损,来估计视觉功能的大概情况。对 3 岁以上的幼儿,对光觉、光投射及辨色能力的检查,也只能得到粗略的结果。5 岁以上的儿童,一般皆能配合,检查与成人相同,行 5 米光感、1 米光定位及红绿色觉检查。

另外,对晶状体混浊严重,不能看见眼底,又无法检查光觉及辨色力者,可行电生理检查(包括 ERG 和 VEP)。对需要置放人工晶体的单眼先天性白内障,还需要测眼球的前后径,角膜曲率,以计算置入人工晶体的屈光度。

(4)全身检查:先天性白内障患儿均需在全身麻醉下行手术治疗,故应行全面的健康检查,包括血压、心电图、肝肾功能、心肺透视及血尿便常规检查等。

(5)眼局部准备:术眼点抗生素眼药水,每日3次,连续3天。手术前一天应洗澡。应用0.5%庆大霉素溶液冲洗结膜囊,以防止术后感染。

37. 先天性白内障有哪些手术方法?

先天性白内障应根据视力,晶状体混浊的程度、部位和范围来选择不同的手术方法。手术方式的选择对患儿极为重要,因患儿年龄小,眼组织发育尚未成熟,也较脆弱,对手术的耐受性较差,术后产生并发症的机会也较多。另外,患儿术后不会安静休养,换药也不合作,因此应尽可能选择简单、对眼组织干扰小的手术方式,切口闭合要严密。由于现代白内障超声乳化手术的进展,目前对先天性白内障的手术方法基本上都采用了超声乳化、人工晶体置入。以下介绍的方法仅适用于设备条件较差,又没有超声乳化设备的基层医院使用。

(1)增视性光学虹膜切除术:是一种古老的相对保守的手术,一般虹膜切除的部位选择在鼻上方(图27),可获得较好的阅读视力,又比较合乎生理要求,保留了调节功能,手术方法简便易行,对眼组织干扰小;缺点是混浊的晶状体未摘除,术后不能保留圆瞳孔,有时需要行第二次手术。此法仅适用于晶状体中央混浊区在5毫米以下,散瞳后视力有进步者。

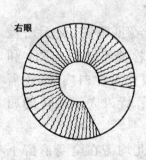

右眼

图27　增视性虹膜切除

(2)白内障线状摘除术:行3毫

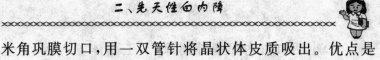

米角巩膜切口,用一双管针将晶状体皮质吸出。优点是较好的保留了后囊,一次将混浊的皮质清除,对全白内障或晶状体混浊范围较大者效果较好。注意密闭伤口,一般用10-0尼龙线缝合1~2针。

(3)白内障针吸术:用一个6号针头由角膜缘穿入,刺入晶状体将皮质吸出。不用切口,不用缝合,并发症少,术后保留圆瞳孔,对眼组织干扰小。对婴幼儿尤为适用(图28)。

(4)截囊或刺囊术:是一老的手术方法,操作虽简便,但需第二次手术(先将晶状体前囊刺破,2~3天后再吸出混浊皮质,或应用YAG激光将晶状体前囊膜击穿)。术后由于晶状体膨胀,容易发生继发性青光眼。此手术方法现已很少采用。

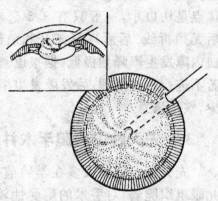

图28 白内障针吸术

(5)白内障囊内摘除术:前几年由于冷冻技术的提高及糜蛋白酶的应用,有人主张先天性白内障采用囊内摘除(亦称冷冻术)。优点是一次手术成功,避免了后发性白内障的发生;缺点是切口较大,并发症多,患儿术后不易配合,容易发生伤口裂开、前房出血、虹膜脱出、继发性青光眼等。因此,我们不主张应用此种手术方法。

（6）小切口白内障囊外摘除、人工晶体置入术：为基层医院无超声乳化设备时常用的现代白内障手术的主要方法。但此种手术方法对先天性白内障而言术后后囊膜的混浊率几乎是100％，故是否适用于先天性白内障的治疗，国内外专家尚有不同看法。

（7）白内障超声乳化、后囊膜环形撕开、前部玻璃体切除、人工晶体置入术：目前此手术方法应用最为广泛，也是先天性白内障手术设计最为合理的手术方法。它的优点是切口小，一般只有3.5毫米；结膜无缝线，所以术后无须拆线；后囊环形撕开和前部玻璃体切除使后发性白内障发生率降到极低（据报道<6岁的儿童白内障术后若不进行特殊处理，后发障发生率为100％）；术后并发症少、效果满意。

38. 先天性白内障手术并发症有哪些？

先天性白内障大多在学龄前行手术治疗。因为婴幼儿眼组织脆弱，对手术的耐受性较差，所以容易发生手术并发症。因此要求术者要有丰富的显微手术操作经验，高度的责任心，术前认真准备，全面检查，制定最佳的手术方案，使并发症减少到最低限度。常见的手术并发症有以下几种：

（1）切口裂开及虹膜脱出：因为患儿术后不会安心静养，换药时哭闹，憋气或用手乱抓眼垫，碰伤眼部导致缝线崩脱，切口裂开，继而虹膜脱出。预防方法为术中紧密闭合伤口，适当增加缝针数，术后尽可能使孩子安静休息，必要时，口服或肌注镇静剂。

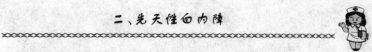

(2)前房出血:是白内障术后常见并发症,多为术中损伤虹膜或术后患儿哭闹引起。少量出血,可应用镇静剂使患儿休息,适当应用止血药;大量出血且1周仍未吸收者,应考虑行前房穿刺将血吸出。

(3)玻璃体脱出:由于术者操作经验不足,术中撕破后囊,使玻璃体溢出。一旦发生,应小心将前房内的玻璃体剪除或应用玻璃体切割器行前部玻璃体切割。

(4)晶状体皮质残留致后发性白内障:这也是常见并发症之一,主要原因是术者操作不熟练,经验不足,残留皮质形成后发膜障。目前此类手术全部在显微镜下操作,此并发症已很少见。

(5)继发性青光眼:多由于术前已存在青光眼、残留晶状体皮质阻塞房角、虹膜前粘连、炎症、出血、前房粘剂的残留、玻璃体脱出阻塞瞳孔等原因影响房水循环,导致房水无法流入前房角,眼压升高。

(6)眼内炎:为白内障手术最严重的并发症,一旦发生,多数视力丧失。常由于手术器械消毒不严格、术者操作不慎、术中污染切口,或患者存在慢性泪囊炎,结膜囊细菌较多,或手术室空气污染严重等原因。应当严格遵守无菌操作原则,严把术前、术中、术后三关,避免发生此种严重并发症。

(7)术后角膜散光:术中对角膜切口位置的选择、切口的大小及缝线的松紧度均可引起散光,影响患儿术后视力的恢复,因此医生在手术中要把这些因素考虑周到,操作时动作轻柔。

(8)脉络膜脱离：多由于术后切口的渗漏，前房形成不佳导致持续的低眼压，可导致脉络膜脱离，而且一般术后患儿对检查不配合，也容易发生漏诊。若发生脉络膜脱离可给予加压包扎和口服激素类药物等方法治疗。

(9)视网膜脱离：晶状体被摘除后，由于玻璃体腔相对增大，玻璃体对视网膜的支撑作用减弱，术后玻璃体对视网膜的牵拉使之容易形成视网膜裂孔，导致视网膜脱离。

39. 先天性白内障手术后应如何护理？

过去的白内障手术，对护理的要求十分严格，近几年由于显微手术的开展，缝线缝针的改进，切口缝合相当严密，术后也不用拆线，使手术后的护理并发症大大减少。但先天性白内障多为儿童时期施行手术，术后打针、换药，多数不能配合，儿童天性活泼、爱动，故在护理上应注意以下几点：

(1)尽可能说服患儿卧床休息，可打开收音机让其听一些轻松愉快的歌曲，或讲一些有趣的故事等。3岁以下的孩子可买一些智力玩具消磨时间，每日睡眠应在10小时以上。

(2)术后要嘱咐患儿放松头部，避免过多活动头部，自然闭眼休息，防止眼球过度运动，必要时遮盖双眼3天。

(3)两周内应避免剧烈活动和下床跑跳，不要用力挤眼，避免用力憋气，有咳嗽或呕吐者，要给予镇咳或止吐药。

(4)术后的前3天，最好进半流质饮食，不吃难以消

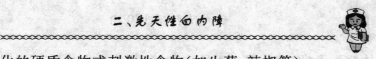

化的硬质食物或刺激性食物(如生葱、辣椒等)。

(5)每日换药1次,注意术眼有无分泌物,缝线有无松脱,伤口有无渗出等。

(6)术眼最好加盖金属保护眼罩,以避免碰撞伤口,造成伤口裂开、前房出血等并发症。

(7)术后每日测量体温、脉搏、呼吸各1次。如体温超过38℃者,应每日测量体温4次,查明原因对症处理。术眼疼痛较重者,适当给止痛药口服。

(8)养成每日排便的习惯,保持大便通畅。

40. 先天性白内障术后能安放人工晶体吗?

先天性白内障行超声乳化摘除或小切口囊外白内障摘除术后安放人工晶体,这在技术上是不成问题的,对成年人先天性白内障术后均应安放人工晶体。从理论和技术上讲,人工晶体手术不应有年龄限制,任何年龄均可行此手术,但对先天性白内障的患儿或少年患者行手术,安放人工晶体应取谨慎态度。一方面国内外眼科学者普遍认为,人工晶体虽然在材料、抗原性和设计类型上均已达到了成熟的标准,每年有成千上万的人施行此种手术,但它放入眼内毕竟是个异物,以后会发生什么样的变化还是个未知数。国外成熟的人工晶体置入术也不过20多年的历史,还没有大宗病例及更长时间的追踪观察。人工晶体置入眼内30年后会怎样?40年、50年后会发生什么样的变化,产生什么样的后果?目前尚无报道。因此,对儿童时期行先天性白内障手术置入人工晶体应慎重考虑。近几年,国外一些学者也在儿童中试行人工晶体置人术（用于儿童先天性白内障、外伤性白内障），短期观察效果尚属满意，但远期效果会怎样，有待观察并接受较长时间的考验。但另一方面由于患儿术后戴眼镜的不合作、不方便，给今后的弱视治疗带来极大困难，因此有人主张尽早置入人工晶体，因为它可以为患儿提供 24 小时的光学矫正。

目前国内外较为普遍认同的观点是：1 岁之前可以不置入人工晶体（但需戴镜）。1～3 岁，单眼患儿可尽早置入人工晶体，以利于弱视的治疗。双眼患儿可稍推迟置入时间，3 岁以上患儿可置入人工晶体。

41. 先天性白内障术后能提高视力吗?

白内障病人多年来看不见东西，病人蒙受"黑暗"的痛苦。白内障摘除后，首先担心的是视力能否提高，能否像正常人一样工作、生活。先天性白内障手术后，究竟能否提高视力，这要根据每个人白内障的类型、手术时间的选择、采用的摘除方式及术后有无并发症等因素，加以分析。一般来说，先天性白内障手术后，视力均能较术前提高，但视力提高的幅度有很大差异。从理论上讲，晶状体混浊越浓密、手术时间越晚（手术时超过 5 岁），对视觉功能的影响就越大，术后视力也就较差；反之，晶状体混浊轻、做手术时间早（3 岁以前手术），对视觉功能的发育影响较小，术后视力也相对较好。另外，晶状体混浊虽重，但手术时间较早（1 岁以内手术），术后也能获得较好视力。从视觉功能发育角度上讲，先天性白内障术后视力的提高幅度是和手术时间的早晚成正比的，早做手术（3

岁以前),比晚做手术(5 岁以后)效果好。

但是,先天性白内障术后视力的提高,除受以上因素影响外,还受摘除方式、术后有无并发症、视网膜发育情况等因素影响,如先天性白内障虽不重,手术也在 3 岁内进行,但术后发生虹膜粘连、瞳孔移位等并发症,术后视力提高仍不够理想。由于眼的固视反射是在出生后 3 个月左右形成,如果此时患儿已经出现眼球震颤,即使行白内障手术也难以消除,术后视力一般不会超过 0.1。因此,对先天性白内障患儿术前应行全面的视觉功能检查,选择最佳的手术方式和手术时间,充分估计术后视力能否恢复,同时应向家长交代术后视力预后情况。

42. 先天性白内障术后应如何配眼镜?

大家知道,晶状体的作用很近似照相机的镜头,白内障摘除后,如同照相机取出了变焦镜头,物像不能聚焦在视网膜上,也就无法看清周围物体,因此术后需配戴高度的凸透镜来代替晶状体(指未做人工晶体置入者)。先天性白内障患儿术后一般可按下述方法配眼镜:

(1)双眼行白内障手术者:可配戴一般眼镜,有条件者可行电脑验光,根据验光度数选择合适的眼镜。无验光条件时,可根据公式推算,再利用插片法选配眼镜。白内障手术后眼球的屈光力减退一般在 10~14 屈光度,常伴有 1~2 屈光度的散光,在没有远近视的情况下,一般按此度数估计。若术前患眼有远视或近视时,应在＋10～＋14 屈光度的基础上加上(远视)或减去(近视)原有屈光度数的一半,即为应配镜度数。此公式计算的是远用镜片,如为了看近处物体(如阅读写字)应再加上 1～2 屈光度为宜。另外,如果患儿能接受的话,也可配戴角膜接触镜(也叫隐形或无形眼镜)。

(2)单眼行白内障手术者:因为配镜后两眼物像的大小相差太大(手术眼物像大、正常眼物像小),看物体时,两只眼各形成一物像,且不能融合在一起;可引起头晕、目眩,因此不能配戴普通眼镜,必须经过严格检查及验光后,到医院或眼镜店配戴角膜接触镜。一般角膜接触镜的屈光度较普通眼镜低 1～2 屈光度。

(3)配镜时间:先天性白内障手术后,一般眼球的切口需 4～8 周才能完全愈合,瘢痕稳定则需 12 周左右;由缝线造成的角膜散光也不再变动,因此白内障术后配眼镜时间选择在术后 3 个月为宜。

(4)置入人工晶体后的配镜问题:先天性白内障摘除后如放入人工晶体,由于术前测量眼轴及角膜曲率时的误差及术后缝线导致的散光,人工晶体光心偏移等原因,往往造成视力矫正不理想,术后这种残余度数(矫正不足或过矫)或散光,仍需应用普通眼镜给予矫正。一般配镜时间也掌握在术后 3 个月左右。

因为先天性白内障的患儿一般年龄较小,因此有些虽配了合适的眼镜,但不能坚持戴镜,那就无法达到治疗的目的,对日后的弱视治疗带来很大困难,因此家长要监督和指导患儿戴镜。对较小的儿童可以在眼镜架后方系上松紧带,使他不易摘掉眼镜,并且只要在他清醒的状态下就要给他佩戴。对年龄略大些的儿童,家长要做好教

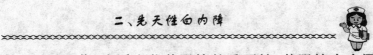

育及引导工作,告诉患儿戴眼镜的重要性,戴眼镜有多漂亮,只有好孩子才戴眼镜等,使他坚持并且自愿的佩戴。

43. 怎样预防先天性白内障?

先天性白内障是婴幼儿时期的常见眼病,治疗仍以手术为主,但因经常伴有其他眼部异常,术后视力的恢复常不很理想,且多有弱视存在。因此预防先天性白内障,提倡优生优育是眼科工作者的重要任务。

预防先天性白内障,主要是针对引起先天性白内障的原因,前面已经谈过,引起先天性白内障的主要原因有两个:一为遗传因素(内生性因素),二为外生性因素(代谢障碍、中毒因素等)。因此,预防先天性白内障主要针对这两个因素。有白内障家族史者要避免近亲结婚,必要时婚前行染色体检查,同时应劝其少生或不生孩子,对已怀孕的妇女可在妊娠中期做羊水穿刺检查,如果发现胎儿携带白内障显性基因的,可中止妊娠。另外,对无家族史者,母亲在怀孕期间(尤其是3个月内),要特别注意身体健康,杜绝不良生活习惯(如吸烟,饮酒),避免过度劳累,保持充足睡眠;应注意营养,补充维生素和钙剂;还要预防感冒及其他传染病的发生,尽可能少去公共场所活动;一旦有发热及全身症状时应及时检查,早期发现,准确诊断,安排合理的治疗。

总之,只要尽可能避免遗传因素,母亲在怀孕期间防止热性传染病,先天性白内障是完全可以预防的。

三、老年性白内障

44. 什么叫老年性白内障?

大家知道,正常人的虹膜后面有一个透明的双凸形透明体,这就是晶状体。在儿童和青少年时期,晶状体呈椭圆形,无色、透明,随着年龄的增长,晶状体逐渐变硬,体积也不断增大,裂隙灯检查时晶状体的密度增加,核变成浅灰色。年龄越大,这种改变也越明显,这是正常人晶状体老化的表现。由于某些因素(内因或外因)的影响,随着年龄的增长,晶状体皮质膨胀,核呈棕黄色或灰色混浊,裂隙灯检查可见水隙,片状或楔状混浊,眼底看不到,视力可降至0.1以下,重者仅存光感,这就是老年性白内障。

45. 老年性白内障是怎样引起的?

老年性白内障是老年人常见的致盲原因,是老年人的多发眼病。多少年来,人们潜心研究老年性白内障的发病机制,想知道老年性白内障是怎样引起的,以便早期预防、及时治疗,但是到目前为止,引起老年性白内障的确切原因仍然是不清楚的。但引起老年性白内障的危险因素,主要包括以下几个方面:

(1)老年性退行性改变:随着年龄的增长,常有全身及眼部动脉硬化,肝脏代谢功能减退,肾脏排泄功能紊乱,致使血液中有毒物质增加,谷胱甘肽、维生素类及无机盐类比例失调,导致晶状体营养代谢障碍,时久,一些有毒物质渗

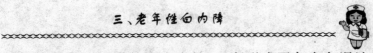

入晶状体,引起晶状体蛋白变性,逐渐形成了灰白色混浊。这是老年人多器官功能减退的一种特殊表现。

(2)紫外线照射:短期大剂量或长期紫外线辐射可影响晶状体氧化还原过程,尤其是长波紫外线更容易被晶状体吸收,它能促使晶状体蛋白变性,是老年性白内障发生的一个重要原因。

(3)糖尿病:经大量的研究表明,老年糖尿病患者患白内障的概率要比普通人高好几倍,随血糖水平的增高,白内障的患病率也有增高趋势。因为糖尿病患者的晶状体内葡萄糖的含量增多,使得晶状体处于高渗状态,水分进入晶状体使晶状体纤维肿胀,液体增多,最终导致混浊。

(4)激素:老年人长期全身或局部大量的应用激素可导致白内障,而激素所引起的白内障一般是发生在晶状体的后囊下混浊。用药时间越长,所用剂量越大,激素累积得越多,白内障的发生就越严重,出现的时间也就越早。

(5)遗传因素影响:有人认为,部分老年性白内障与遗传有关(有家族史)。Vogt曾调查了一些双生子老年性白内障的发病情况,认为老年性白内障是由遗传决定的,白内障的类型(核性或皮质性)也是由遗传决定的。但是,对老年性白内障与遗传的关系还没有肯定的结论,尚有待进一步研究。

(6)其他:老年性白内障的发生还与其他一些因素有关,如长期吸烟、饮酒、体重过大、长期高血压等。

46. 老年性白内障发展过程是怎样的?

老年性白内障是一种缓慢发展的慢性眼病,从初发期到成熟所需时间很长,一般为 3～5 年,也有长达 10 年或 10 年以上的,也可多年停止在初期阶段。一般其发展过程可分为 4 个阶段。

(1)初发期:晶状体混浊常起始于周边部,多呈车轮状排列或斑片状,逐渐向中央伸展,对视力影响不大,有的病人用药物治疗可使病情稳定在此阶段,多年不发展(图29、图30)。

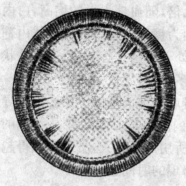 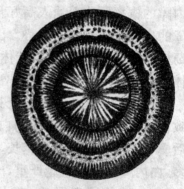

图29 早期老年性白内障　　图30 未成熟老年性白内障(无膨胀)

(2)膨胀期:如初发期控制不好,晶状体混浊可慢慢进展。此时晶状体常呈弥漫性混浊,范围扩大至中视轴区,晶状体含水量逐渐增加,整个晶状体膨胀,体积增大,前房变浅,容易形成睫状环或瞳孔阻滞,继发眼压升高,称继发性青光眼。在裂隙灯下仍可看到皮质内的空泡、水裂和板层分离;视力明显减退,眼底难以看清(图31)。

(3)成熟期:经膨胀期后,晶状体混浊进一步发展,晶状体内水分和分解产物从囊膜逸出,晶状体又恢复到原

来体积,前房深度恢复正常,
晶状体逐渐全部混浊。肉眼
可见瞳孔区完全变白,晶状
体核有时呈棕黄色,眼底无
法看见,患眼视力降至眼前
手动或仅存光感。从初发期
到成熟期可经 10 多个月至
数 10 年不等,此时药物治疗
已无效果,应尽早选择手术
摘除(图 32)。

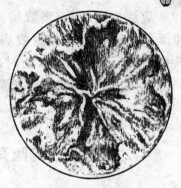

图 31　膨胀期老年性白内障

　　(4)过熟期:如成熟期白内障不予手术治疗,过一阶
段后会发生过熟,表现为晶状体皮质液化或钙化,晶体核
沉于囊袋下方,可移动。当核下沉后,视力可突然提高。
整个晶状体脱水皱缩变小,部分皮质被吸收。当核下沉
后,有的甚至晶状体悬韧带断裂,整个晶状体随重力作用
沉入下方玻璃体内,谓晶状体脱位(图 33)。

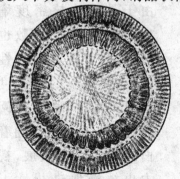

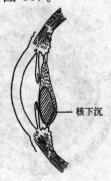

核下沉

图 32　成熟期老年性白内障　　**图 33　过熟期老年性白内障**

应当指出的是,多数病人晶状体膨胀期无任何症状,也无须做任何处理。少数病人引起急性眼压升高、眼痛、头痛,甚至恶心、呕吐,此时应及时到有条件的医院行白内障摘除术,否则将引起严重的视力减退,有的甚至导致失明。

47. 老年性白内障有哪些表现?

老年性白内障多为双眼发病,也可以一眼先发病。早期几乎没有什么症状,病眼不痛不痒,一般不影响视力,有时感觉视物成双或单眼多视,亦可有虹视现象。白内障进一步发展,病人可感觉到眼前有暗影随眼球转动,在光亮的背景下更为显著,但当眼球静止后暗影也即刻停止不动,这和玻璃体混浊所表现的黑影继续动荡不稳的情况有所不同。有时也可出现视物弯曲、变形、眩光、视力减退。有一种核性白内障(图 34),混浊主要在核区,由于晶状体核密度增加,中央部屈光指数也增大,可表现为屈光性近视,使原有的老花度数相对减小,甚至在阅读时可去掉眼镜。随着白内障的逐渐发展,视力也缓慢地进行性下降,经几年或十几年时

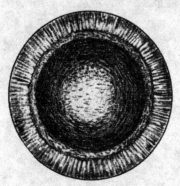

图 34　老年性核性白内障

间,就会达到完全看不到的地步,只能分辨白天和黑夜,生活往往不能自理。在整个白内障发展过程中,除少数人可出现眼痛、头痛(膨胀期继发青光眼)等特殊情况外,一般不出现任何不适症状。若一旦出现眼红、眼痛症状,就应立即到医院进行检查,以免延误病情。

48. 为什么老年人容易得白内障?

前面已经谈到,引起老年性白内障的原因是多方面的,除了外界因素和全身内在因素以外,个人的体质和生活上的调养也至关重要。老年人由于全身各器官的功能相对减弱,发生白内障的机会也相应增加。但是,并不是每个老年人都会得白内障,有的人七八十岁了,眼睛仍然晶莹明亮,视力也在正常范围。为什么老年人容易得白内障呢?近年来的研究认为,老年性白内障是人体衰老的一部分,它也和全身各器官衰老一样。从分子生物学方面推测,主要有下面3个因素的影响:

(1)细胞突变因素:人体细胞内各种基因,在机体生长过程中,由于受外界某些因素的影响可以发生突变,导致细胞分裂增加,细胞生长加速,即形成临床上常见的各种肿瘤。而晶状体细胞的突变则表现为细胞增大,晶状体由透明变为混浊,随着年龄的增长,这种突变机会也逐渐增加。另外,突变作用可以使晶状体表层纤维死亡,特别伴有交叉连接反应和游离根反应时,可同时使表面的新生晶状体纤维功能失调,易形成一永久性的皮质性白内障。

(2)游离根反应增加:游离根是含有一个不配对电子

的一组细胞代谢产物,它的高度活动性,可促使一些重要分子(如 DNA),产生不可控制的氧化作用,而使细胞遭受损害。随着年龄的增加,晶状体核由透明逐渐变为棕色,年龄愈大色泽愈深,这就是晶状体核的光氧化反应(常形成核性白内障),这些变化除长期紫外线照射的因素外,细胞内的氧化作用,即游离根反应增加,也是老年人易患白内障的重要原因。

(3)交叉连接反应因素:交叉连接反应是指一些大分子物质(如核酸)与细胞蛋白质连接时使细胞结构产生永久性变化,从而损害细胞功能的一系列反应。交叉连接反应在年老的组织中,较年幼者明显增多,随着年龄增加,由于较大分子核酸与晶状体蛋白结合而使晶状体蛋白发生变性,即容易形成老年性白内障。

49. 早期白内障会引起屈光变化吗?

在眼科门诊,常听一些老年人说,我年轻时视力很好,现在视力一年不如一年了。经医生检查,有早期白内障,但用眼镜矫正,视力可提高到正常范围。也有人说,我的视力一年比一年好,年轻时看书需戴眼镜(近视眼镜),现在看书不用戴眼镜了。老年人为什么会出现这种变化呢?为什么有些人年老后需要配戴眼镜而有些人年老后反而摘掉眼镜呢?其原因就是早期白内障的屈光改变及老年人调节力的减退。

正常人随着年龄的增加晶状体核逐渐变大、变硬,晶状体皮质密度也相应增高,由于晶状体核的日趋硬化、变凸,它的屈光力也日趋增强,这就是所谓的晶状体性近视,因此需要戴眼镜矫正。另外,有些早期皮质性白内障,由于晶状体皮质不规则混浊,水隙及空泡形成,光线进入时可产生不规则折射及散射,可引起单眼复视或多视,视力下降,这些也需要用眼镜予以矫正(主要为散光或远视)。因此,对早期的白内障常常引起的一些屈光变化,可不必忧虑,也不用紧张(屈光度数一般在1.00~1.50D),只要及时到医院请眼科医生检查,配戴合适眼镜即可。

50. 老年人都有白内障吗?

经常听人说,老年人都有白内障,没有什么关系。其实这话很不准确。前面已经谈到,正常晶状体随年龄增长而密度加大,但它和老年性白内障有本质的区别。我国眼科老前辈郭秉宽教授在他著的《眼科学》中这样描述:"光学上完全透明的晶状体即使在幼年时代也很难看到。相反的细微的点状或条状的基质性混浊,前后极部位上或多或少附加组织倒比较常见,而并不对视力产生任何影响。"武汉医学院眼科对306例正常人(视力均在正常范围)进行检查,发现晶状体周边部点状混浊者占87.58%,这就说明正常人在晶状体周边部也可看到细而境界清晰的点状混浊。但这和早期白内障车轮状、羽毛状及团块状混浊截然不同。大家都知道,老年性白内障是老年人常见且多发的眼病,但有的人六七十岁了,眼睛仍然很好,视力也在正常范围,晶状体的变化仅为密度增加。虽然老年人由于年龄的关系全身各器官的功能及晶状体的功能相对减弱,加之外界环境及全身代谢因素的影响,发生白内障的机会相对增加,但并不是每一个老年人都会得白内障。

51. 白内障膨胀期和过熟期有哪些并发症?

前面已经谈到,老年性白内障的发展过程可分为 4 个阶段,大多数病人的发展过程比较顺利,没有什么特殊症状,只有少数病人在膨胀期和过熟期会出现一些并发症,严重者甚至失明。主要的并发症如下:

(1)继发性青光眼:在晶状体膨胀期,由于晶状体内水分增多,体积不断增大,使晶状体和虹膜内面的距离缩小,有的甚至和虹膜紧贴,造成后房房水引流不畅,继发眼压升高;同样在晶状体过熟期也可以引起青光眼,这是由于白内障中高分子量的可溶性晶状体蛋白大量逸出,阻塞了房水通道所致的继发性开角型青光眼。还有些较少见的继发青光眼是由于晶状体悬韧带变性,晶状体容易出现脱位或移位;囊膜破裂也可使核脱出,若脱出的晶状体或晶状体核阻塞瞳孔区也可引起青光眼。大多数情况下,不论发生哪种类型的青光眼,手术摘除晶状体是惟一有效的治疗手段。

(2)严重视力下降,甚至失明:对眼压过高,发作时间较久的老年人,可引起眼前节缺血,虹膜粘连,视神经缺血等并发症,导致永久性失明。

(3)晶状体溶解性色素膜炎:由于白内障过熟,晶状体皮质溶解吸收,进入前房的晶状体蛋白可诱发自身免疫反应,产生晶状体过敏性色素膜炎,表现为玻璃体混浊,房水闪光阳性,重者可出现视网膜及黄斑水肿。

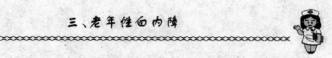

52. 老年性白内障最好在什么时候动手术?

老年性白内障,什么时候做手术最好? 这是眼科门诊病人常提出的问题。手术时间要根据晶状体混浊的程度、视力如何、病人全身情况,以及病人的工作对视力的要求等因素来决定。一般的说,老年性白内障要等到看不见东西,白内障完全成熟的时候做手术为好,尤其是以前的囊内白内障摘除术(冷冻白内障摘除),晶状体完全混浊才是手术的最好时机。但是,由于科学技术的进步,特别是眼科显微手术的开展,人工晶体问世以后,目前基本上都采用囊外白内障摘除,在显微镜下操作,所以手术不一定等到晶状体完全混浊才做;在病人感到工作和生活有困难、阅读不方便时即可提前手术。另外,还要根据病人的工作环境及对视力的要求选择手术时间。对双眼老年性白内障,视力明显减退,工作精度要求高(如电子计算机操作员、修表工等)或生活自理发生困难,即使白内障还未成熟,也应提前行手术,可安放人工晶体。假如一只眼白内障已成熟,另一只眼视力正常,年龄偏大或全身情况较差(如有心脏病、糖尿病等),对视力要求不高(如家庭妇女),也不必非要手术不可。若白内障虽已成熟,但检查不能正确分辨烛光光亮及辨别其方位,说明除了白内障以外,还可能有玻璃体或视网膜的病变,在这种情况下,做了白内障摘除,视力恢复可能性也不大。但如果是双眼得病,生活又不能自理,可以试行一只眼手术,术后观察眼底情况,必要时再行玻璃体或视网膜手术。

总之,随着科学技术的发展,人们对视力的要求越来越高,由于白内障显微手术及人工晶体的应用,老年性白内障手术的时机有提前的趋势,不一定要等到晶状体完全混浊,而是根据病人的生活、工作环境及对视力要求的高低,来决定手术时间。

53. 有心脏病能做白内障手术吗?

老年病人患有心脏病能否行白内障手术,这要根据心脏病的类型及心功能的情况来决定。白内障手术是眼科常规的显微手术,手术操作时间短,对全身器官功能影响不大,因此一般的心脏病病人(指心功能良好者,如一般的冠心病、代偿良好的风湿性心脏病等)都可以耐受白内障手术,但对心脏病病人手术仍需注意以下几点:

(1)术前做好思想工作:向病人说明手术操作步骤及时间,消除紧张情绪,取得病人配合,手术的前一天晚上及手术当天早晨给予适量的镇静剂,如鲁米那等。

(2)术前做全面检查:对心脏功能严重减退者,术前应做全面细致的全身检查,做到心中有数,充分估计手术中可能发生的问题,安排有熟练操作经验的医师手术,同时应准备好急救药品及制订应急措施,必要时术中应用心电监护,安排专门人员观察病人血压、脉搏、呼吸及心电图变化。

(3)麻醉:采用表面麻醉,必要时球后麻醉,速效和长效药配合使用(0.75%布比卡因+2%利多卡因),麻醉要充分,尽量减少疼痛刺激。对过度紧张的老年患者也可以考虑全身麻醉。

(4)术式选择:应选择既简单效果又好的手术方法,

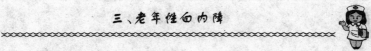

尽可能缩短手术时间,减少不必要的操作,术中保持低眼压。

(5)注意眼-心反射:术中由于牵拉眼肌和压迫眼球,可使心跳减慢,这种反应医学上称为眼-心反射。正常人手术时心率减慢一般问题不大,但对心脏病病人来说,由于心功能不良,心率减慢使心脏排血更加减少,可导致心脏病急性发作乃至心力衰竭的严重后果。因此,术中操作要轻巧,避免过度压迫眼球及牵拉眼肌。

(6)术后护理:心脏病病人术后不宜长时间平卧位,因可增加心脏负担,导致心脏病发作,故术后应取半卧位或侧卧位,适当下床活动。同时应多吃水果蔬菜,保持大便通畅。

54. 老年性白内障病人手术前应做哪些检查?

老年性白内障晶状体摘除术,是眼科最常见的显微手术之一。由于患者大多年老体弱,有时全身合并多种疾病,为使手术成功,预防术后并发症,手术前的周密检查尤为重要。一般包括眼局部检查和全身检查两方面:

(1)眼局部检查:①注意有无沙眼、结膜炎、内翻倒睫。②术前常规行泪道冲洗,以排除慢性泪囊炎,预防术后眼内感染,必要时行结膜囊细菌培养及药物敏感试验。③常规检查术眼视力、光感、光定位(用蜡烛光检查 5 米光感,1 米 9 个方向光定位)和红绿色觉(对颜色的分辨能力)。如光定位不好,则需检查 B 超和视网膜电流图(ERG),激光视力等,以了解玻璃体和视网膜的情况,估计术后能否恢复视力。④对术眼的角膜(如有可能还要对角膜内皮作检查,以评估术后角膜内皮失代偿的可能)、虹膜、前房、晶状体混浊程度的检查。⑤需要放人工晶体者,术前需测眼球轴长、角膜曲率,以计算出置入人工晶体的屈光度。

(2)全身检查:①常规全身检查,包括听诊心肺、触摸肝脾。②化验血常规、血小板、肝肾功能、血糖、甘油三酯。③对乙肝、丙肝、梅毒和艾滋病的检查。④测量血压、查心电图、做胸透等。⑤对有糖尿病、脑血栓或高血压史者,必要时行血液黏稠度分析。⑥对心功能较差或曾得心肌梗死者,术前应先用药物治疗,以防术中心血管意外。⑦有慢性支气管炎者,术前先给予适当治疗,手术时给予止咳药,以免术中因咳嗽发生意外。

55. 老年性白内障病人手术前生活上应做哪些准备?

如果得了白内障,经医生检查认为白内障已成熟或已到了需要做手术的程度,那就应当做好手术前的准备工作。除上面谈到的眼局部及全身检查以外(主要由医生来完成),病人本身也应当做一些必要的准备工作。

(1)消除心理上的紧张情绪:白内障摘除本来是眼科最常见的手术,但有的人听说在眼睛上做手术,要打开眼球,"眼水"会流出来,就紧张得几天几夜睡不好觉,怕术后眼睛看不见。这主要是对眼科手术缺乏了解,产生了惧怕心理。其实现代白内障超声乳化手术基本上没有什么痛苦,一般为表面麻醉,手术时间也短(一般15~30分

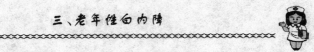

钟),有的人手术后也没有什么特殊感觉。为了克服术前紧张心理,可阅读一些眼科科普书籍,了解眼科手术的一些基本知识;请做过白内障手术的病人讲解手术时及术后的感觉,这样便可消除术前的紧张情绪和恐惧心理。

(2)食宿起居要规律:平时养成按时睡觉、起床及进食的好习惯,多吃些软食及易消化的食物,每日坚持吃水果,以补充必要的维生素,保持良好的精神状态。

(3)防止便秘:争取每日排便1次,防止大便干燥,必要时可每日服1~2匙复方蜂蜜或1丸麻仁润肠丸,以保证术后顺利通便。

(4)其他:预防感冒;手术的前一天要洗澡;术眼点抗生素眼药水;睡前口服镇静剂(如鲁米那、安定片等)以保证良好的睡眠,更好地配合医生完成手术。

56. 老年性白内障手术有年龄限制吗?

有的病人问,我已经80多岁了,还能做白内障手术吗?其实老年性白内障绝大多数发生在50岁以上的老年人,除极少数人全身情况不允许外,任何年龄患者都可耐受此种手术。现代白内障手术由于器械不断的更新,手术方法的改进及显微操作,能准确无误而又迅速地完成此手术,手术成功率大大提高,并发症也显著减少。因此,现代的白内障手术适应证及年龄界限也大大放宽了。只要全身情况良好,眼局部检查无大问题,即使100岁以上的老年人也照样可以做白内障手术。

57. 老年性白内障摘除有几种手术方法?

白内障摘除术是使患者重见光明的手术,随着眼科显微手术的开展,手术方法也在不断改进,手术适应证也逐渐放宽,新的手术方法也日益增多,可根据病人的年龄、全身情况的好坏及白内障的性质不同,选择适当的手术方法。目前常用的手术方法有以下几种:

(1)白内障囊内摘除术:为一传统的手术方法。老年性白内障由于晶状体核变硬,体积增大,只有做大切口才能将其完整取出。此方法是应用二氧化碳或氟利昂冷凝器,干冻或特制的硅胶棒,将晶状体囊皮及皮质冷冻或黏附后从手术切口完整取出,方法简便易行,不会发生后发性白内障,但玻璃体脱出率高,术后需放置悬吊式人工晶体或前房型人工晶体,操作比较复杂,目前此术式已很少应用(图35)。

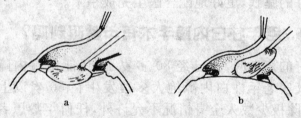

图35 白内障囊内摘除术

(2)白内障囊外摘除术:与白内障囊内摘除术所不同的是保留了晶状体后囊膜,为现代白内障摘除较为常用的方法,在显微镜下操作,切口较囊内摘除术小,手术时间短,成功率高,术后并发症少,并可在摘除白内障的同时安放人工晶体。术后可立即恢复视功能。此方法适用于无超声乳化设备的医院和晶状体核较硬,不适合行超声乳化手术的患者(图36)。

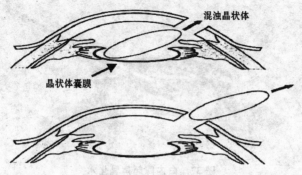

图36　白内障囊外摘除术

（3）白内障超声乳化术：为国外近几年发展起来的新型白内障摘除方法，是利用一超声乳化仪，应用超声波将晶状体核碎解，然后连同皮质一起吸出。优点是切口小（仅3毫米）不用缝合，手术时间短（仅需3～5分钟），术后散光小，视力恢复快，并且在表面麻醉下就可以完成手术，尤其适用于需行白内障-玻璃体联合手术者。缺点为超声乳化仪价格昂贵，操作技术要求高（图37）。

（4）激光乳化白内障吸除术：目前应用于临床的主要是 Er：YAG 激光和 Nd：YAG 激光。与超声乳化术相比，切口更小（1毫米），对组织的损伤更小，更安全，并且可以对晶状体前囊膜进行切开，这是超声乳化术所不及的。缺点是材料昂贵，乳化时间长（平均需10分钟），对硬核效率低，而且没有与之相匹配的人工晶体，超小切口的优势得不到充分显示。

（5）涡流乳化和射流脉冲乳化白内障摘除：这两种方法虽然未完全应用于临床，但在设计上都是为了追求更

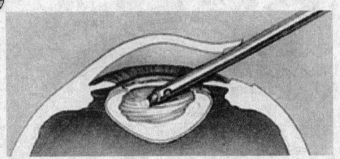

图37 白内障超声乳化术

小的切口和更加安全的操作环境。由于都是在完整的囊袋内完成，所以能把对角膜和其他组织的损伤降至最低，其应用前景还有待观察。

58. 老年性白内障手术中应注意什么？

白内障摘除术虽然是眼科的常见手术，但如术中操作不当或病人配合不好，同样可造成严重后果，有的可导致失明。一般手术中应注意以下几方面：

（1）采用局部麻醉者球后麻醉要充分，使眼球固定不能转动为佳，以防眼外肌收缩挤压眼球造成意外；同时麻药不可注入过多，以免眶内压过高，眼球过度前突，增加眼睑对眼球的压迫。

（2）严格无菌操作，手术者要有熟练的显微手术技术，操作中做到稳、准、轻、快，尽可能减少器械进入前房的次数。

（3）手术切口部位一般应选择在角膜缘后界或稍偏于巩膜切口，内口位于施瓦伯线附近；也可根据病人具体

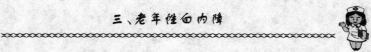

情况适当偏前或偏后1～2毫米。在行巩膜隧道切口时要注意切口的密闭性。

（4）前囊膜撕开时，边缘要光滑，避免出现放射状的囊膜撕开而伤及后囊。撕囊口的大小要根据晶状体核的软硬度、是否有半脱位及悬韧带的脆弱性而定，一般直径为5～6毫米。

（5）采用囊外白内障摘除术时，截囊或撕囊尽可能完整有效，前囊截除的范围应不少于6毫米×6毫米，娩核要轻柔，冲洗皮质要快速准确，防止后囊撕破，玻璃体溢出。

（6）囊内白内障摘除（指冷冻摘除）时，手术切口角度应在180°左右，否则容易造成晶状体囊破裂或擦伤角膜内皮。牵拉晶状体时应慢慢左右摇摆，以防止玻璃体跟随晶状体脱出。

（7）超声乳化白内障摘除时，水分离和水分层要彻底，使晶状体囊膜和晶状体皮质之间，晶状体皮质与晶状体核之间充分地分离，为下一步的操作做好准备。在超声乳化白内障时，控制好超声的能量，降低乳化过程中产生的热能，缩短乳化的时间，这对术后角膜切口和角膜内皮的恢复是至关重要的，同时也避免了对眼内其他组织的损伤。

（8）置入人工晶体前要注入适量的粘弹剂，保护好角膜内皮。人工晶体置入时，动作轻柔，注意后囊膜的完整性；要准确地放入晶状体囊袋内，位置居中，不能出现偏位、倾斜、瞳孔夹持，甚至脱位。

(9)切口缝合要确实,缝针间距一致,跨度合适,松紧适中,使切口完全对合即可,切勿过松或过紧。过松容易造成前房水外溢,虹膜嵌入或前房不形成;过紧使角膜出现皱褶,术后造成不规则散光,影响视力的恢复。

(10)术毕要观察术眼的前房深度是否满意,切口是否密闭,人工晶体位置是否居中,晶状体皮质是否有残留,粘弹剂是否冲洗干净等。

59. 老年性白内障手术并发症有哪些?

老年性白内障摘除术为眼科常做的复明手术。近几年来,由于显微镜的普遍应用,以及手术切口与缝线方法的改进,使白内障的手术效果达到了十分满意的水平。然而,无论采用哪种手术方法,即使一个有经验的手术者,也很难保证每次手术都一帆风顺,术中或术后总会碰到这样或那样的问题。常见的手术并发症有以下几种:

(1)麻醉并发症:超声乳化白内障手术一般使用表面麻醉,发生麻醉意外的可能性较小。这里主要讲一下囊内及囊外白内障摘除术时的麻醉并发症。

①球后出血。造成球后出血的主要原因是由于在进针时针尖刺破血管所致,导致眼球逐渐突出,眶内压升高,眼睑闭合困难,此时应该按压眼球约15分钟,然后加压包扎,推迟2～3天后再考虑手术。

②眼球穿通伤。这是球后麻醉最严重的并发症,是由于误将针头刺入眼球,并将麻醉药注入眼内,引起患者剧烈疼痛和失去光感。

③视神经损伤。麻醉针进针过深,刺伤视神经,导致

视乳头和视网膜水肿,玻璃体出血等并发症。因此在进行球后麻醉时要特别注意注射位置。

(2)术中并发症

①驱逐性脉络膜出血。属于白内障手术最严重并发症之一,是眼内的"大"出血,其原因尚不清楚,主要表现为眼内压增高,眼内容物包括晶状体、虹膜、玻璃体甚至视网膜全部从眼内涌出,并且伴有剧烈的疼痛。

②后弹力层撕脱。主要是由于手术刀太钝,超声乳化头、手术器械及人工晶体出入前房造成后弹力层从角膜上撕脱,影响术后角膜的恢复及患眼的视力。

③虹膜损伤。常由于剪刀扩大切口时剪破虹膜或截囊时碰伤虹膜,造成虹膜根部离断;囊内摘除时冷冻头黏着虹膜,将虹膜撕破或根部截离。

④瞳孔上移或不圆。见于囊内摘除术时玻璃体溢出,玻璃体堆积在上方切口附近使瞳孔向上移位,或囊外摘除术上方有晶状体皮质残留,顶压虹膜使瞳孔不能回复到原位。

⑤后囊膜破裂。在前囊膜撕开、超声乳化白内障、植入人工晶体等眼内操作时都有可能损伤后囊膜,致使人工晶体无法放置于囊袋内,这就需要安放悬吊式人工晶体或二次手术。

⑥玻璃体脱出。为白内障手术最常见而又十分有害的并发症,国内统计,其发生率,囊内摘除术为21.2%,囊外摘除术为19.5%(傅守静报告)。近几年由于显微手术的开展,此并发症已大大减少。发生原因是多方面的,包

括术者操作经验不足,患眼条件差(如高度近视、玻璃体液化)及患者过度紧张等因素。

⑦前房延缓形成及脉络膜脱离。多见于老年人有动脉硬化者,手术时切开前房突然减压,创口缝口不严,愈合不佳,使前部脉络膜静脉扩张并有渗出,渗出液积聚在巩膜与脉络膜之间的腔隙内而造成脉络膜脱离。由于前房水通过脉络膜上腔吸收而使前房迟迟不能恢复。

(3)术后并发症

①感染性眼内炎。为白内障手术最严重的并发症,一旦发生,多数视力丧失。常由于手术器械消毒不严格、术者操作不慎、术中污染切口,或患者存在慢性泪囊炎,结膜囊细菌较多,或手术室空气污染严重等原因。应当严格遵守无菌操作原则,严把术前、术中、术后三关,避免发生此种并发症。

②前房出血。术中出血较少见,多由角巩膜切口流入前房或术中损伤虹膜和睫状体。术后 1 周内出血多见,多由于用力咳嗽、打喷嚏或不自觉地揉眼,使伤口裂开或正在愈合的新生血管芽断裂而出血。

③角膜水肿及混浊。多由于术中器械过多出入前房,直接损伤角膜内皮或反复前房冲洗损伤角膜内皮,术后发生角膜水肿,常有后弹力层皱褶。严重者可出现角膜失代偿(持续性角膜水肿及混浊)。

④损伤性或反应性虹膜睫状体炎。发生率约为 17.4%,原因多为虹膜损伤、前房内晶状体皮质残留、前房内遗留异物(如棉纤维或睫毛等)及术后前房出血等。

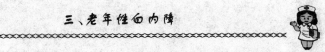

⑤切口渗漏。切口对合不佳或不愈合,虹膜、玻璃体嵌顿于切口等原因造成切口渗漏、前房浅或不形成,因此术后一定要观察切口是否密闭,有无渗漏。

⑥后发性白内障。其发生率是 22%～68%,原因是由于晶状体残留的皮质及脱落的上皮细胞移行到后囊膜表面增殖,形成机化膜致使后囊膜逐渐混浊,影响视力。一般术后可以使用激光的方法进行治疗。

⑦黄斑囊样水肿。表现为术后 3 个月左右出现术眼视力下降、中心固定暗点。其产生的原因还不大清楚,一般认为是黄斑部的毛细血管通透性增加所致。

⑧视力不稳定或不提高。有些患者刚做完手术时感觉视力未达到自己的预期要求,这可能是由于角膜水肿、切口未完全愈合等原因所造成,一般术后 3 个月视力才完全稳定,需要患者耐心的休养,不必着急。还有一些患者术后视力确实不提高,这就需要进一步检查,看是否有糖尿病视网膜病变、高度近视眼底改变、黄斑水肿、视网膜脱离或以前就存在弱视等原因。

另外,白内障摘除后比较少见的并发症,还有继发性青光眼、伤口裂开、虹膜脱出、视网膜脱离、交感性眼炎、植入性虹膜囊肿、人工晶体排斥反应等。

60. 老年性白内障摘除后还会再长吗?

患有老年性白内障的病人经常会问:白内障摘除后还会再长吗?白内障病人由于长期遭受"黑暗"的痛苦,白内障摘除后,得以重见光明,重新获得了学习、工作的机会,这是多么宝贵啊!因此,患者经常担心术后是否会再长出一个白内障来。白内障摘除后究竟会不会再长呢？这要根据每个人的具体情况和采用的摘除方式来加以分析。一般老年性白内障采用囊内摘除术（也称冷冻摘除或硅胶棒摘除）者，手术后是不会再长的。但如果不是采用此方法摘除，如白内障囊外摘除术，有一部分病人术后会发生后囊膜混浊，形成后发性内障。这主要是因为术中残留晶状体皮质或前囊上皮增殖导致后囊混浊，严重影响术后的视力恢复。不过目前不用担心，无论哪一种情况引起的后发性白内障（包括老年性白内障囊外摘除术后、外伤性白内障、并发性白内障术后等），都可以应用 YAG 激光治疗，方法简单，效果也很好。

61. 老年性白内障摘除后能重见光明吗？

老年白内障病人多年来看不见东西，希望手术后能重见光明，和年轻时一样工作、生活。一般来说，老年性白内障摘除术后视力都有一定提高，有的还可以达到正常视力。但是，也有一部分病人术后视力恢复并不理想，这是什么原因呢？一般原因有以下 4 点：

（1）患眼除老年性白内障以外，还存在眼球其他结构的病变：如玻璃体混浊影响眼底观察、老年性黄斑变性、视网膜脱离、视神经萎缩等眼后节疾病。

（2）手术过程不顺利：如术者操作不熟练，导致了不应发生的并发症，影响了手术效果。例如，术中损伤角膜内皮、玻璃体溢出、瞳孔上移，以及玻璃体疝入前房引起瞳孔阻滞、继发性青光眼、残留皮质过多术后形成后发性白内障等。

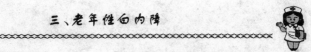

（3）术后监护不当：由于术中器械过多进入前房，术后反应大，引起瞳孔后粘连，甚至继发青光眼；术后护理不当，碰伤术眼引起玻璃体出血或消毒不严格及其他原因造成眼内感染等。

（4）患眼本身条件差：如原有高度近视眼或先天性眼球震颤、虹膜脉络膜缺损、青光眼等，术后也易发生合并症，导致视力不见提高。

总之，老年性白内障摘除术后能否重见光明受多种因素影响，应根据每个人的情况作具体分析。术前应详细检查玻璃体、视网膜乃至视神经的状况，以对术后的视力恢复作充分的估计。另外，严把手术及术后护理关，安排有经验的大夫手术也是决定术后患者能否重见光明的重要因素。

62. 老年性白内障术后应如何护理？

以前的白内障手术，对护理的要求十分严格，一般要绝对卧床 7～10 天。近几年由于超声乳化白内障显微手术的开展，切口小且不用缝合，手术后的护理并发症大为减少。但尚应注意以下几点：

（1）老年性白内障多为年老体弱患者，全身往往合并多种疾病（如冠心病、高血压、糖尿病等），因此术后应特别注意全身性疾病的变化，并给予适当的药物治疗，必要时请内科医生协助治疗。

（2）避免剧烈活动，嘱病人不要用力挤眼；有咳嗽或呕吐者，要给予镇咳或止吐药。

（3）术后嘱病人平卧位（有前房出血者可采取半卧

位),尽量放松头部,避免过多活动头部,自然呼吸,避免用力憋气或打喷嚏。

(4)每日测体温、脉搏、呼吸各 1 次,如有发热且超过 38℃者,应每日测量体温 4 次,查明原因并做适当处理。

(5)术后患眼一般无疼痛,如疼痛较重者,应注意有无眼内感染,如无眼内炎症表现,可适当给止痛药口服。

(6)术眼最好加盖金属保护眼罩,以避免碰撞伤口。每日换药 1 次,注意术眼有无分泌物,伤口有无渗出,缝线有无松脱等。

(7)术后的前 3 天,进半流质饮食,不吃难以咀嚼的硬性食物或刺激性食物,忌烟酒。

(8)养成每日排便 1 次的习惯,保持大便通畅。

63. 老年性白内障术后应如何选择眼镜?

白内障摘除后,犹如照相机取出了变焦镜头,物像不能聚焦在视网膜上,也就无法看清周围物体。因此,需要配戴高度的凸透镜来代替晶状体(指未安放人工晶体者)。什么时候配眼镜好呢? 一般眼球的切口需 4～8 周才能完全愈合,瘢痕稳定,由缝线造成的角膜散光也不再变动,所以配眼镜常选择在术后 2～3 个月。如何正确选择屈光度数的大小呢? 通常在 3 个月后,到医院或眼镜店行验光检查,根据屈光改变的度数及散光的程度,选配合适的眼镜。在没有验光的条件时,可根据公式推算,再利用插片法选配眼镜。白内障术后眼球的屈光力减退,一般在 10～14 屈光度,常伴有 1～2 屈光度的散光,在没有远视、近视的情况下,一般按此度数估算。若术前患眼有远视或近视时,应按公式计算屈光度。计算方法为:+10～+14 屈光度加上原有屈光度数的一半,即为应配镜的度数。如果原有 4 屈光度的近视,应为＋10 度加上－2 度,则为＋8 屈光度,也就是戴 800 度远视镜片就可以了;反之,如有 4 屈光度的远视,应为＋10 度加上＋2 度,则为＋12 屈光度,也就是要戴 1 200 度远视镜片。此公式计算的是远用镜片,如为了看近(如阅读、写字),应再加上 2～3 屈光度。为了减少换镜的麻烦,可配用双焦点眼镜(也叫双光镜片),一个镜片的上方是看远距离的屈光度,下方半圆形的镜片是供阅读和近距离工作,这样的眼镜就方便多了。

对于单眼做了白内障手术的患者,因为配镜后两眼物像的大小相差太大(正常人只能耐受 5％的物像差),看物体时,矫正眼在视网膜上所形成的物像较正常眼大 20％～30％,故两只眼的物像不能融合在一起,引起头晕、目眩。因此不能配戴这种普通眼镜,必须通过严格检查及验光后,到眼镜店配戴角膜接触镜(也叫隐形或无形眼镜)。一般隐形眼镜的屈光度较普通眼镜低 1～2 屈光度。由于它直接和角膜接触,镜片和角膜之间不再像普通眼镜一样有空间存在,两眼的物像相差不大,绝大多数病人都能克服普通眼镜的缺点而获得双眼单视。

64. 如何预防老年性白内障?

老年性白内障是老年人的常见眼病,虽然不是一个大毛病,但它可引起视力严重减退,影响日常生活、工作和学习。得了白内障,思想上不要压力太大,但也不要掉以轻心,认为没有什么关系,麻痹大意,满不在乎。许多事实告诉我们,平时注意保养眼睛,预防白内障的发生,对老年人来说显得尤为重要。预防措施包括以下几方面:

(1)饮食的调节

①中老年人在膳食中要多吃含维生素丰富的食物,尤其是含维生素C、维生素E的食物。维生素C具有防止白内障形成的作用,它可减少光线和氧对晶状体的损害。富含维生素C的食物有番茄、菠菜、洋葱、大白菜、四季豆及草莓、橘子、柚、橙等。血液中维生素E含量低也会促进患白内障,因为维生素E降低时会增加氧化反应,易使晶状体的蛋白质凝集变为混浊。从蔬菜、葵花子油、花生油、谷类、豆类、深绿色植物、肝、蛋和乳制品中,都可获得较多的维生素E。

②多吃富含类叶红素食物。美国农业部营养和衰老研究中心的科学家的研究结果表明,体内血液中类叶红素最少的那些人,患白内障的可能性增加5~6倍。类叶红素具有抗氧化作用,能使晶状体保持透明状态,人体缺乏类叶红素时,容易引起晶状体混浊而导致白内障。深色、红色、黄色、橙色的蔬菜瓜果如菠菜、胡萝卜、辣椒等类叶红素丰富。

③多吃含硒丰富的食物。硒是一种半金属元素,视觉的敏锐程度与硒有直接关系。人体缺硒能诱发晶状体混浊而致白内障,这早已被科学家所证实。富含硒的食物有鱼、虾、乳类、动物肝脏、肉类、坚果类等。

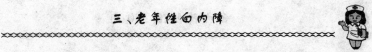

④多吃含锌丰富的食物。经大量对照研究发现,血清锌水平与白内障患病率有关。一般认为,动物性食物较植物性食物含锌丰富,且其中的锌容易被吸收。在动物性食物中,以牡蛎、鱼、瘦肉、动物内脏、蛋类中含锌量高。植物性食物中,粗粮、海藻类、坚果、豆类、大白菜、萝卜、茄子中含锌较多。

⑤多饮茶水。每日多喝茶的老年人,他们患白内障的可能性较不喝茶或很少喝茶的老年人要低得多。这与茶叶中所含有的大量鞣酸有关。医学专家认为,白内障是由于体内的氧化反应所产生的自由基作用于眼球晶状体的缘故。而茶叶中所含有的大量鞣酸可以阻断体内产生自由基的氧化反应的发生,所以茶水也就表现出对白内障疾病的有效预防作用。

除以上几个方面外,还要少吃油腻、过咸的食物,忌烟忌酒,避免暴饮暴食等。

(2)药物的合理应用:经常点用一些对晶状体代谢有益的眼药水或口服药(如谷胱甘肽眼药水、石斛夜光丸等),患有内分泌或代谢性疾病者及时诊治等。医学研究证实,阿司匹林有明显的降低糖尿病病人血糖水平,提高患者糖耐量和对胰岛素敏感性的能力。患者每日每千克体重口服0.5毫克的阿司匹林,能够抑制血糖对晶状体的损害,保持其透明性,同时对眼底视网膜和基底膜及其他组织脏器也有一定的保护作用。

(3)平时眼睛的保养:老年人由于晶状体的弹性减退,睫状肌的调节力减弱,看书或写字时间长一些即会引起眼球胀痛,甚至头痛不适。因此,阅读和看电视的时间应适当控制,每隔 1 小时应到户外活动或闭眼休息 10～15 分钟;晚上或光线较暗时,看书时间不应过长,阅读和运动应合理安排。外出时戴有檐帽或深色眼镜,可使眼睛受到的紫外线照射量大大减少。60 岁以后视力下降的老年人,如戴上黄褐色太阳镜,就可以防止视力进一步减退和预防白内障的发生。

(4)矫正屈光不正:有屈光不正(远视、近视或散光)的老年人,应到医院验光检查,配戴合适的远用镜或老花镜,以避免视疲劳的发生。

(5)生活上的调养:食宿起居要规律,最好能制订一个工作、生活、学习计划,严格实行,注意劳逸结合。另外,还应注意控制自己的情绪,性格要开朗。还要预防腹泻、脱水的发生,因为体内液体代谢紊乱,就会产生一些异常的化学物质,损害晶状体,导致白内障发生。因此,一旦遇到各种原因引起的腹泻、呕吐,或在高温条件下大量出汗,都应及时补充液体,一般情况下,只需喝白开水、茶水即可。

65. 什么叫人工晶体?

人工晶体的历史可以追溯到第二次世界大战时期,那时人们观察到某些受伤的飞行员眼中,有飞机前挡风玻璃破碎后进入眼内的碎片,经过观察发现这些玻璃碎片没有引起明显的、持续的炎症反应,于是想到玻璃或者一些高分子有机材料可以在眼内保持稳定,由此发明了人工晶体。现在的人工晶体是应用人工合成材料(如硅胶、聚甲基丙烯酸甲酯、玻璃等)制成的一种特殊透镜,它的形状、屈光力和功能都类似人眼的晶状体。白内障摘除后将此透镜放入眼内来代替晶状体,使物像能够聚焦在视网膜上,也就能够清晰地看清周围的物体。

人工晶体置入技术起始于1949年,Ridley第一次在人的眼睛里安放了后房型人工晶体。经过40多年的临床探索,人工晶体已发展成3种基本类型(前房型、后房型和虹膜夹型)及10多种设计形状(蜘蛛腿样、三环式、四环式和"C"或"J"型襻等),同时有单焦点、多焦点和软性人工晶体,大大提高了手术疗效,减少了手术并发症。近几年来人工晶体材料和手术置入方法均有较大改进。早期出现的是硬质人工晶体,这种晶体不能折叠,手术时需要一个与晶体光学部大小相同的切口(6毫米左右),才能将其置入眼内。到80年代后期至90年代初,白内障超声乳化手术技术迅速发展,手术医生仅仅利用3.2毫米甚至更小的切口就可以清除白内障,但在安放人工晶体的时候却还需要扩大切口,才能置入。为了适应手术的需要,人工晶体的材料逐步改进,出现了可折叠的人工晶体,一个光学部直径6毫米的人工晶体,可以对折,甚至卷曲起来,通过置入镊或置入器将其置入,待进入眼内后,折叠的人工晶体会自动展开,支撑在指定的位置。随着现代科学在人工晶体方面的应用,已使更多的白内障患者重见了光明。

66. 哪些老年性白内障手术后适合安装人工晶体?

近几年来,由于白内障显微手术及人工晶体的开展,许多老年人做了白内障手术后均希望能安装人工晶体，免除术后戴眼镜的麻烦。但是，人工晶体置入术有严格的适应证，不是所有白内障摘除后都可以安装的；另外，人工晶体置入术还可能有并发症发生。因此，白内障摘除后能否安放人工晶体，要根据每个人的眼睛和全身情况及对视力的需求综合考虑。

适合老年性白内障摘除后安装人工晶体者如下：

(1)一般无合并症的老年性白内障摘除后，均可安放人工晶体。

(2)仅有晶状体混浊、光感光定位好、B超检查无玻璃体混浊及视网膜脱离者。

(3)无老年性视网膜病变者(如黄斑变性、视网膜色素变性等)。

(4)无严重的糖尿病视网膜病变及虹膜新生血管者，但增殖期糖尿病视网膜病变一般不适合做人工晶体置入手术。

(5)无高度近视引起的严重眼底视网膜或脉络膜萎缩者。

(6)无严重的葡萄膜炎所致的玻璃体混浊和广泛的虹膜后粘连者。

(7)无严重的青光眼及青光眼性视神经萎缩。

(8)单眼老年性白内障。

(9)无严重的心肺功能衰竭。

此外，白内障摘除后安放人工晶体不能仅从技术上考虑，还要考虑到病人的工作需要，估计手术后的效果及病人的经济状况和心理状态等。

67. 人工晶体有哪几种类型?

人工晶体从诞生到现在已经发展了50多年,经历了几个不同的时期。50多年来,在人工晶体的设计、形状、材料,以及手术技术方面都有了长足的发展,也积累了丰富的临床经验。按照人工晶体置入眼内的位置,支撑襻的形态,制做人工晶体的材料及人工晶体的功能等,可将其分为以下几种类型:

(1)按人工晶体所在位置分类

①前房型人工晶体。位于虹膜前方,支撑襻固定于前房角内。

②虹膜夹型人工晶体。和前房型人工晶体近似,支撑襻固定于瞳孔缘及虹膜上。

③后房型人工晶体。位于虹膜及瞳孔后方,和自然位置近似,支撑襻位于囊袋内或睫状沟内,为目前应用最广泛的人工晶体。

(2)按支撑襻的形态分类

①四环式人工晶体。也叫花瓣形,在上世纪50年代盛行,但环的直径小,容易脱位,往往需用缝线固定(图38)。

②三环式、二环式人工晶体。为上世纪50年代后期设计的人工晶体,缺点为置入眼内后不太稳定,容易移位,需用缝线固定(图39)。

③奖章形及蜘蛛腿样人工晶体。也是上世纪50年代常用的人工晶体,因其重量大,同样存在人工晶体脱位

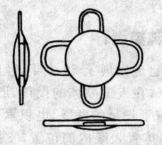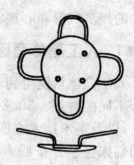

图38 四环式人工晶体

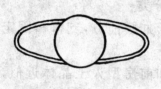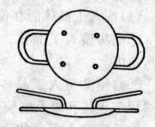

图39 二环式人工晶体

问题(常常掉入玻璃体中)(图40、图41)。

④半环式人工晶体。为上世纪60年代初改进的人工晶体,特点为重量轻,将环形襻改为半环形,且直径加大,支撑作用稳定,不需缝合固定(图42)。

⑤"C"型或"J"型或改良"J"型襻人工晶体。为上世纪70年代广泛应用的人工晶体,其设计更合理,重量轻,视轴薄,屈光度大,固定良好,不易脱位(图43、图44)。

⑥折叠人工晶体。为了实现真正意义上的小切口白内障手术,人工晶体被设计得更小、更易置入,这就出现

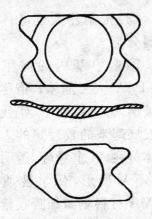

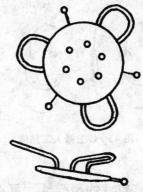

图 40　奖章形人工晶体　　　　图 41　蜘蛛腿样人工晶体

了可折叠式人工晶体,它的柔软度、弹性及顺应性更好,对角膜内皮及眼内组织损伤小。

　　⑦特殊类型人工晶体。目前为适合各种特殊要求的人工晶体越来越多,它们的设计巧妙、功能繁多,与白内障手术完美地结合。虽然有些人工晶体还存在这样或那样的不足,但是随着白内障手术的不断进展,这些人工晶体的制造工艺也会取得更大突破。

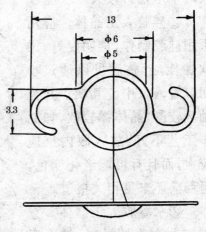

图 42　半环式人工晶体

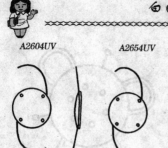

A2604UV   A2654UV

图 43　C 型襻人工晶体

（3）按制作人工晶体的材料分类

①聚甲基丙烯酸甲酯（PMMA）人工晶体。俗称有机玻璃，为上世纪 70 年代后期发展起来的较理想的人工晶体材料，其重量轻，透明度好，不易变形，化学性质稳定，有较好的耐受性。可在 PMMA 材料里添加吸收紫外线的物质，使人工晶体可以吸收紫外线，减少紫外线对视网膜的损害。它的缺点是较硬，不能折叠和弯曲，所以植入时手术切口较大。

②硅胶人工晶体。应用医用硅胶制作，透明度好，柔软性佳，折叠后可以通过小切口置入眼中。其缺点是视轴区较厚，晶体襻较软，如制作工艺不好，放入眼内反应较大，而且有可能老化变色，但目前还未见相关报道。

③水凝胶人工晶体。它是一种亲水性材料，符合眼球的生理需要。其对角膜、虹膜的损伤小，术中术后的反应也相对减小。

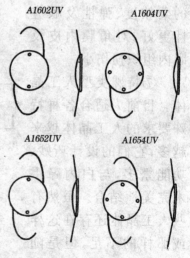

A1602UV   A1604UV

A1652UV   A1654UV

图 44　J 型襻人工晶体

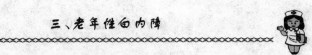

④丙烯酸酯。分为亲水性(含水 18%～25%)和疏水性(含水 2%～3%)两种,目前应用较为广泛的是疏水性人工晶体,由于它们的屈光指数是所有材料中最大的,所以可以制作得更薄,其弹性较小,由折叠状态到完全展开为 3～5 秒钟,而且丙烯酸酯组织相容性极佳,放入眼内会更稳定。

(4)按人工晶体的生理功能分类

①单焦点人工晶体。只有视远处物体一个焦点,视近处物体时需配镜帮助。

②双焦点人工晶体。有远近两个焦点,视远处及阅读均方便。

③多焦点人工晶体。可适应不同距离的光线,接近正常晶状体的调节功能。

④散光性人工晶体。将散光矫正与人工晶体的球镜度数相结合,可矫正角膜散光。

此外,还有防紫外线人工晶体、激光嵴人工晶体、黄人工晶体、软性人工晶体等。

68. 人工晶体有哪些优点?

现代白内障手术已不再是单纯晶状体摘除术,而是在晶状体囊外摘除或超声乳化术后,安放前房或后房型人工晶体,逐渐减少了手术后配高度凸透镜或配隐形眼镜所带来的不便。目前,人工晶体已有多种规格和型号,各种不同的屈光度,制作人工晶体的材料也有了较大的改进。聚甲基丙烯酸甲酯被公认为是透明度好、生物学稳定、重量轻、眼内适应性好的较理想的人工晶体材料,

在质量控制和临床应用方面均已达到了成熟阶段,并且积累了丰富的成功经验。与普通眼镜或隐形眼镜比较,人工晶体有以下优点:

(1)符合解剖位置:白内障囊外摘除术后,后房型人工晶体安放在原来晶状体的位置上(尤其是囊袋内置入时),符合生理位置,获得了清晰的视力。

(2)缩小了物像的差距:单眼白内障病人摘除晶状体后,配戴高度凸透镜,由于显著的物像放大作用,使双眼视物大小不一样,手术眼物像大,非手术眼物像小;两眼物像大小超过5%时,病人就不能耐受,大脑无法将两个大小不等的物像融合成一个像,因而造成复视、乱视、视物变形或视野范围缩小,病人感觉头晕目眩,甚至恶心呕吐。人工晶体置入后,由于安放在生理位置上,减少了物像差,术后可获得较好的视力,避免了戴普通眼镜的缺点。

(3)可恢复一定的调节功能:一般白内障摘除后,调节功能随之消失,看远处物体及读书写字需配戴两副眼镜,给病人带来很大不便。多焦点人工晶体问世后,解决了以上的问题。安放这种人工晶体,无论看远看近都能获得清晰的影像,相当于恢复了正常眼的调节功能。

(4)减少了配戴普通眼镜和隐形眼镜的麻烦:双眼老年性白内障术后虽可配戴普通眼镜或隐形眼镜,但也有许多不方便之处,尤其是老年人戴隐形眼镜大多不能适应,每日冲洗,自己配戴,有造成角膜擦伤及角膜感染的危险。置入人工晶体后避免了以上麻烦,深受老年人的欢迎。

（5）可预防并发症：后房型人工晶体的置入由于更符合生理位置，对预防视网膜脱离、黄斑囊样水肿等严重术后并发症有重要意义。

（6）可预测屈光状态：随着 B 超的应用，术前对患眼进行角膜屈光度、前房深度和眼轴长度的测量，为人工晶体置入术后的屈光状态进行了很好的预测。

当然人工晶体置入术并非是一个十全十美的方法，手术本身会发生一些不良的并发症，有的术后视力还不够理想，影响手术效果的因素也较多，况且并不是每个白内障病人都适宜做此种手术。所以，人工晶体的形状、材料及手术方法也都有待于进一步完善。

69. 人工晶体置入术有几种方法？

人工晶体 50 多年的发展历史，已经历了设计类型、制作工艺、材料选择、手术方法等十多项重大改革，取得了丰富的经验，目前已经是一个十分成熟、相对完善的定型手术。常用的手术方法有以下几种：

（1）前房型人工晶体置入术：适用于常规囊内白内障摘除术后，外伤性白内障后囊破裂或晶状体脱位行囊内白内障摘除，以及晶妆体玻璃体切割术后，视网膜情况良好，可考虑行前房型人工晶体置入术。方法是做角巩膜缘常规切口，将前房型人工晶体（多为奖章形或二环式）放入虹膜前，晶体襻支撑在前房角内。此种方法虽然操作简单，但是其缺点不容忽视：①角膜内皮的损伤。由于人工晶体在前房与角膜内皮距离缩短，易与其发生接触，长期下去就可能使角膜失代偿,形成大泡性角膜病变。②继发性青光眼。支撑人工晶体的襻长期压迫房角,导致房角的损伤,引起炎症或粘连,最后房角关闭,房水排出受阻,眼压升高。

(2)虹膜夹型人工晶体置入术:适应证同前房型人工晶体置入术,但要求虹膜及瞳孔缘要完整,没有损伤,因人工晶体襻固定在瞳孔缘上,置入方法和前房型无大差别。

(3)后房型人工晶体置入术:为目前最常用的手术方法,适用于绝大多数老年性白内障摘除术后,外伤性或先天性白内障后囊膜完整者,部分并发性白内障也可施行此手术。方法是常规行角巩膜缘或角膜切口,将后房型人工晶体放入虹膜后方,晶体襻支撑在睫状沟或囊袋内,视轴区位于瞳孔中央。

(4)软性人工晶体或称折叠人工晶体置入术(多为后房型人工晶体):优点是人工晶体可以变形,切口仅需2～3毫米,术后角膜散光小,视力恢复好。方法是应用晶状体超声乳化术将白内障摘除(保留后囊膜完整),然后应用一专用晶体镊或置入器使晶体及襻变形,再通过小切口放入囊袋内。

(5)人工晶体缝合术:仅用于一些特殊情况的人工晶体置入术。如单眼外伤性白内障,后囊已破损或囊外白内障摘除时后囊破裂,无法按常规方法置入后房型人工晶体等,可以施行此手术。方法是应用9-0或10-0聚丙烯缝线将两个人工晶体襻缝合固定在睫状沟附近,缝线由巩膜外拉出。此手术技术要求高,并发症多,应当严格掌握适应证。

70. 人工晶体置入术有哪些并发症?

白内障囊外摘除人工晶体置入术,是一新型的眼科显微手术,不但要求术者有熟练的显微手术技巧,而且需具备得心应手的显微手术器械、性能良好的手术显微镜,以及保护角膜内皮的有效措施。否则,将会出现严重的手术并发症。当然,手术并发症的发生与多种因素密切相关,如与人工晶体的材料、人工晶体的类型、术者的熟练程度、术式的选择、术中黏稠物质的应用、术后的护理及患眼的条件等有关。人工晶体置入术常见的并发症有以下几种:

(1)术前并发症

①消毒不当使消毒液进入眼中,患者角膜上皮受损,麻醉过后出现较为明显的疼痛、异物感。

②全身麻醉出现的呼吸抑制、舌根后坠、喉痉挛、眼压升高等并发症。

③局部麻醉出现球后出血、眼球穿通伤和表面麻醉出现角膜上皮水肿等不良反应。

(2)术中并发症

①角膜内皮损伤导致角膜实质层水肿、大泡性角膜炎。主要为截囊时前房太浅,截囊针擦伤或冲洗针头碰伤或放置人工晶体时眼内黏稠物质太少,触及角膜内皮所致。

②角膜后弹力层剥脱。是截囊针进入角膜板层或损

伤后弹力层，或切口太小，粗暴置入使后弹力层剥脱。重者可造成角膜实质层水肿。

③前房过浅或过深。由于各种原因造成的前房过浅使手术操作空间减小，损伤角膜、虹膜等眼内组织；前房过深可造成后囊膜破裂。

④擦伤虹膜。冲洗皮质或置入人工晶体时操作不当可使虹膜色素上皮组织损伤，大量色素脱落，术后可出现局限性虹膜萎缩或瞳孔变形，影响手术效果。

⑤虹膜根部离断。为截囊针进入切口时不小心刺伤或放置人工晶体时用力不当所致，置入前房型人工晶体时更易出现。

⑥后囊膜破裂，玻璃体溢出。常发生在娩核时用力不当，冲洗皮质时误吸后囊膜或安放人工晶体时损伤后囊膜，导致玻璃体脱出。

⑦晶状体悬韧带断裂。主要是术前检查未发现晶状体半脱位，在眼内操作时对晶状体前后囊膜、晶状体核施加压力过大而造成悬韧带断裂，可继发眼内出血、视网膜脱落等并发症，而且给人工晶体置入造成困难。

⑧晶状体核沉入玻璃体腔。术中未及时发现后囊膜破裂或晶状体悬韧带断裂，致使晶体核沉入玻璃体腔，引发葡萄膜炎、继发性青光眼及视网膜脱离。

（3）术后并发症

①眼内炎的发生。术前有结膜炎、泪囊炎、局部或全身的化脓性感染性疾病，术中的器械、人工晶体消毒不充分或术后消炎治疗不及时等原因均可发生眼内炎。

②后发性白内障。晶状体的上皮细胞移行到后囊膜表面并发生增殖,导致后囊膜逐渐变混浊。

③角膜混浊、人工晶体脱位等。前房型人工晶体置入术中,有角膜内皮损伤者,术后可出现内皮变化,永久性角膜混浊;由于支撑襻位于前房角处,常可刺激前房角产生新生血管、小梁损伤、支撑襻周围纤维化等;虹膜夹型人工晶体置入术容易引起虹膜粘连、晶体脱位;前房型人工晶体置入术还容易导致色素膜炎、青光眼等。

④虹膜粘连、玻璃体出血。后房型人工晶体置入术容易发生虹膜粘连、瞳孔夹持、晶状体移位(日落综合征)。支撑襻损伤虹膜、睫状体、晶状体悬韧带,导致玻璃体出血,也有些病人发生黄斑囊样水肿等并发症。

随着人工晶体材料及制作工艺的改进,手术方法也在不断更新,人工晶体置入术的并发症已较过去大大减少,有的已能避免。但在做此种手术时,仍应高度重视,力求防止并发症的发生。

71. 人工晶体置入术术后视力不好的原因有哪些?

白内障囊外摘除人工晶体置入术是一个非常理想的、符合解剖生理的复明手术,绝大部分病人手术后可以获得较好的视力,不戴眼镜视力可在 0.5 以上,矫正视力都能基本达到正常。但是,有一部分病人术后视力恢复不够理想,有的甚至和术前差不多,这是什么原因呢?原因是多方面的,包括人工晶体的材料、制作工艺、术前测

算屈光度的准确性、术者操作熟练程度及患眼的功能状态(有无白内障以外的眼病)、术后护理等。常见的原因有以下几种:

(1)术前测算屈光度的误差:安放人工晶体前,首先要测定患眼角膜曲率,眼球轴长和前房深度3项指标,然后利用一特定的计算公式测算出所需人工晶体的屈光度,一般正视眼(无远视和近视)需安放人工晶体屈光度为19.0D;原有近视者需减低度数,原有远视者则增加度数。但是,如3项指标中有1项测量有误差,则根据公式算出的屈光度就不准确,人工晶体放入眼内后视力矫正也就不理想。屈光度误差越大,视力也就越差。

(2)发生手术并发症:白内障摘除,人工晶体置入术虽然是一个常见的复明手术,但如果发生手术并发症,也是术后视力不好的常见原因。例如,术中操作不慎引起角膜内皮损害,大泡性角膜炎而造成永久性角膜实质层水肿;前房型人工晶体引起色素膜炎、青光眼等;后房型人工晶体出现广泛的虹膜后粘连、瞳孔夹持、日落(晶状体移位)综合征、色素膜炎、青光眼、前房出血综合征(UGH)等,均可造成术后视力提不高,有的甚至比术前还差。

(3)晶状体后囊膜混浊:白内障囊外摘除后囊膜混浊,也是术后常见影响视力的因素。病人往往感觉开始视力很好,随着时间的延长(术后1~3个月),逐渐感觉眼前有白色雾状物遮挡,视力渐渐下降。裂隙灯检查可发现后囊膜呈灰白色混浊,眼底模糊。可应用 YAG 激光行后囊膜切除术,视力可马上恢复至刚手术后的水平。

(4)切口或缝线造成的散光:多由于术者操作不熟练,切口过大或缝线结扎时松紧不均匀、缝线间距或跨度不合适造成切口对合不良,或切口过于偏角膜所致。如为规则散光,术后可配戴眼镜矫正;不规则散光则成为永久性视力下降的原因。

(5)原有玻璃体视网膜病变:白内障摘除术前一般检查光感、光定位,如光感光定位不准确,则一般术后视力提高不理想,应劝病人不要行此手术。如果术前患眼即有玻璃体混浊,或视网膜病变(如老年性黄斑变性、脉络膜视网膜萎缩斑、黄斑囊样水肿等),手术虽然很成功,术后视力照样不能提高。因此,对那些怀疑眼后节有病变或有眼底病史者,应详细检查玻璃体和视网膜(可用 B超,眼电生理检查)。

72. 安放人工晶体后为什么看书还不清楚?

有些老年人问:我做了白内障摘除人工晶体手术后,为什么看远处物体清楚(如看电影、看电视),而看书写字却不清楚呢?回答这个问题涉及晶状体在眼内的位置及其生理功能。大家知道,正常晶状体可随着物体的远近而变凸或变平,来调节眼的屈光力(屈光度可变大或变小),使物像正好聚焦在视网膜上,因此无论看远或看近处物体都很清楚。安放人工晶体后,屈光度不能随物体的距离变化而改变(因人工晶体屈光度是固定不变的),一般选择看远处物体的屈光度,因而看近处物体(如阅读、写字)就不清楚了。所以仍需配戴一普通眼镜看书、写字。

近几年来,我国各大医院安放的人工晶体均为单焦点人工晶体,专为看远处物体而设计的。随着人工晶体制作工艺的不断改进,国外已生产出双焦点、多焦点、可调节人工晶体,使人工晶体的功能更接近于正常人晶状体。安放此种人工晶体后,无论看远或看近都能获得清晰的图像,克服了单焦点人工晶体的缺点。但是,目前此种人工晶体制作工艺复杂,价格昂贵,可调节的度数有限,仍需在临床实践中不断改进和完善。

73. 安放人工晶体后还需要配眼镜吗?

人工晶体是一项正在发展中的新技术,术后视力的提高受多种因素的影响,置入人工晶体后是否还需要配戴眼镜呢? 这要根据具体情况决定。做手术之前,首先要测量前房深度、眼轴的长度、角膜曲率,计算安放人工晶体的屈光度数;如果测量或计算有误,安放的人工晶体度数或大或小,对术后视力有很大的影响。另外,手术时做角膜缘切口,缝线的多少及松紧均会给术后的角膜带来不规则散光,影响视力的提高。因此,目前多主张行巩膜切口,做阶梯形切开,以减少术后角膜的散光。还有手术者操作的熟练程度低、人工晶体位置的倾斜等,都会给术后的视力带来影响。一般而言,如能避免以上因素,人工晶体术后的视力可达正常,就不需要配戴眼镜了。如果人工晶体术后视力提高不满意,就要查找原因,除了眼底病变的因素以外,由于人工晶体屈光度数的差异或角膜缝线的散光而引起的视力偏低,可在手术后 3 个月行

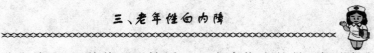

验光检查,配戴普通眼镜矫正。应当指出的是,除了多焦点人工晶体以外,一般人工晶体只适用于看远处物体,而老年人看近处物体,如看书、写字等,仍需配戴老花镜。

74. 安放人工晶体后应注意哪些问题?

做了人工晶体置入手术后,患者视力马上提高,由失明到复明,高兴的心情是无法形容的;但有的过了几天或几个月后,视力又不如以前了,甚至出现了严重的并发症,这是什么原因呢? 这主要是手术后监护不够,以至耽误了挽救时机,造成了严重后果。安放人工晶体后一般应注意以下几方面的问题:

(1)思想上要重视,不要认为做了手术就万事大吉了。人工晶体放入眼内毕竟是一个异物,如不注意观察或不注意保护,往往会导致严重后果。

(2)人工晶体置入术后1周内,要注意术眼有无疼痛、人工晶体位置有无偏斜或脱位、眼前节有无炎症渗出、瞳孔有无粘连。

(3)术后1个月内仍应每周到医院检查1次,包括视力、眼前节情况及观察眼底。

(4)术后3个月内仍应避免剧烈运动,尤其是低头运动,生活起居要规律,避免过劳,预防感冒,保持大便通畅。

(5)术后1个月内,每日点抗生素和可的松眼药水,对术后局部反应重且持续时间较长者,还要注意测量眼压。

(6)饮食上要少吃或不吃刺激性食物,如辣椒、大葱等,同时应忌烟忌酒。

(7)术后 3 个月应到医院做常规检查,并行电脑验光,有屈光变化者需配镜矫正。3 个月后人工晶体就比较稳定了,可参加正常的工作和学习。

75. 我国开展人工晶体置入术的现状如何?

前面谈到,国外早在 1949 年即制作出比较成熟的人工晶体,且积累了丰富的临床经验。我国开展人工晶体置入术比国外晚 30 多年,但近 10 年来,由于改革开放政策的实施,科学技术的进步,我国的人工晶体手术也有了突飞猛进的发展,许多县、市、地区级医院眼科都购置了手术显微镜,并开展了以后房型人工晶体为代表的显微手术,取得了较好的效果。省、中央一二类医院眼科几乎都已开展了人工晶体手术,在手术器械、操作技巧及术后处理上已达到了国外水平,手术并发症也在逐年减少。在人工晶体的来源上,前几年几乎完全依赖进口,近几年我国已生产出自己设计制作的人工晶体(河南医科大学宇宙牌人工晶体),许多医院使用此种人工晶体,取得了一定疗效。另外,近年国内制作人工晶体的合资企业也应运而生,制作的人工晶体型号齐全,价格合理,质量可靠,完全可以与进口人工晶体媲美,目前许多基层医院使用的是此种人工晶体。但是,目前制作人工晶体的原料(PMMA)、机器及质量控制仪器仍然须依赖进口,这些均需进一步改进和提高。

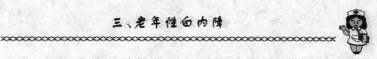

76. 国外在人工晶体的设计及手术方面有哪些新进展？

人工晶体手术在国外经过几十年的临床探索，使人工晶体置入术已成为一门十分娴熟的手术，也是目前人工器官移植中效果最理想的。此种手术方法简单，组织适应性好，术后视力矫正符合生理状态，人工晶体材料价格便宜，手术费用低。因此，深受广大白内障患者的喜爱。近几年来，国外在人工晶体的材料、形状设计、加工工艺及手术置入方法上又有了较大进步。主要表现在以下几方面：

（1）人工晶体形状的改进：20 世纪 70 年代后期国外安放的人工晶体多为"C"型或"J"型襻，其重量轻、视轴薄、屈光度大、固定良好，不易脱位。80 年代后，国外又生产出软性人工晶体、双凸面人工晶体、椭圆形人工晶体等，多采用医用硅胶做原料，可塑性强，放入眼内后恢复正常形状，手术切口小，术后散光小，视力恢复满意。另外还有带虹膜环的人工晶体，以及专为预防后发白内障而设计的"bag-in-the-lens"型人工晶体、直角边缘设计的人工晶体等也开始在临床上使用。

（2）人工晶体屈光度及焦点的变化：过去人工晶体型号单一，多为单焦点，应用范围受到一定限制。近几年人工晶体不但有各种不同的型号、屈光度，而且目前国外又推出了双焦点、多焦点及可调节人工晶体。这种人工晶体放入眼内更符合生理要求，看远或看近处物体均能获得清晰的图像,相当于恢复了正常晶状体的调节力,很受白内障患者的欢迎。

还有非球面人工晶体,它可以提高人工晶体置入术后的成像质量,使患者在视网膜影像和视觉行为方面具有显著改善,可将视网膜上物像的对比敏感度提高40%,为那些视力要求较高的患者带来最佳的视力。

(3)人工晶体材料的改进:目前制作人工晶体的原料有聚甲基丙烯酸甲酯(PMMA),亲水或疏水的丙烯酸酯,硅胶等,晶体襻多以聚丙烯做原料,有部分病人术后反应较大,发生虹膜后粘连,影响手术效果。近几年有人采用肝素处理过的人工晶体,晶体襻原料也为PMMA,还有挡紫外线人工晶体,记忆性材料人工晶体等,均减少了术后反应,提高了手术效果。

(4)手术方法的改进:人工晶体置入术全部在显微镜下操作,一般在15~20分钟内即可完成手术。目前多采用白内障超声乳化或小切口囊外摘除术式,人工晶体的位置已由睫状沟内置入发展到囊袋内置入,后者更接近于解剖学位置,在截囊、娩核及冲洗皮质的技巧上也有不小的改变。另外,近几年的白内障摘除趋向于更小切口,应用冷超声乳化术、水乳化术行白内障摘除,切口仅有1.8毫米,然后通过此小切口放入折叠人工晶体;趋势是角膜切口越来越小。这种切口的优点是术后散光小,矫正视力满意,提高了手术效果。在20世纪80年代后期,国内外又开展了人工晶体悬吊术,利用聚丙烯缝线将人工晶体的两个襻缝合固定在睫状体位置。此手术适合于外伤性白内障、老年性白内障摘除术后囊破裂或无后囊的病例。

　　目前正在试验阶段的最新方法还有注入式人工晶体,即通过小切口超声乳化吸出白内障或应用晶体蛋白溶解酶将晶状体皮质及核溶解后吸出,同时注入一种特殊的液体材料,这种材料在一定的温度下自然固化成型,形成晶状体的形状,然后再进行囊膜的封口处理。这种人工晶体如果成功,则更符合人眼的生理状况,将为人工晶体手术开辟一个崭新途径。

四、外伤性白内障

77. 什么叫外伤性白内障？

我们知道，无论何种原因，只要透明的晶状体发生混浊影响视力，就称为白内障。而外伤性白内障，就是当眼球受到外界的打击，包括钝挫伤、穿孔伤、眼内异物、放射伤、电击伤等，使晶状体的囊和皮质遭受破坏，其透明度降低或变得完全混浊，形成不同程度的白内障，均称为外伤性白内障。

混浊可因房水进入晶状体内实质层导致水肿，也可因组织受伤、变性或瘢痕而发生；其中以机械性损伤造成的外伤性白内障最为多见。锐器，如剪刀、针等直接刺破晶状体，使房水侵入晶状体内，晶状体必然混浊，形成白内障。钝器，如拳头、棍棒打击眼部，角膜、巩膜可能未破，但强大的外力借房水传导至晶状体，使晶状体囊虽然看不出破口，但可形成囊下皮质缓慢混浊，发生外伤性白内障。因此，一般说钝性外伤所引起的白内障，发生发展比较缓慢，而穿孔性外伤性白内障在数小时内即可形成。

78. 引起外伤性白内障的原因有哪些？

外伤性白内障病因明确，主要由机械性、放射性、电击性等不同的眼外伤引起。

（1）晶状体挫伤：当眼珠受到挫伤或严重的眼球震荡伤后，晶状体受到房水和玻璃体的冲击发生震荡，渗透性失常而发生混浊,这种混浊可为暂时性的,也可为永久性的。有时可以看到晶状体表面有一环形混浊区,称之为Vossius环,这是由于挫伤时瞳孔缘部的色素上皮脱落而留下的,对钝挫伤引起的白内障的诊断有特殊意义。若本身已有老年性白内障,外伤可加速其成熟。较重的挫伤也可造成晶状体后囊的破裂,使房水或玻璃体进入晶状体,发生晶状体后皮质的混浊,开始混浊可为羽毛状,继而联合成菊花瓣状,最后发展至晶状体的完全混浊。

(2)晶状体裂伤:眼球遭到锐器的刺伤,使晶状体囊破裂。如伤口很小,并能被虹膜覆盖,可自行闭合,呈静止性,形成局限性白内障;若伤口大,尤其在穿通伤后,皮质大量吸收房水,急速混浊而膨胀,则可由部分混浊变为晶状体全部混浊,并可有大小不等的白色混浊团块或絮状片进入前房,往往引起外伤性虹膜睫状体炎或继发性青光眼。其皮质因人不同也可逐渐分解吸收。儿童或青年可于数周内完全吸收,成年人需数月;不吸收的多于瞳孔区形成白膜,即所谓后发性白内障。而老年人核已硬化,吸收困难,在瞳孔区留下永久性混浊。

(3)异物穿入眼内:可停留在晶状体内或穿通到眼后部。如各种金属、炸药、玻璃、煤屑、木屑、睫毛等,存留在晶状体内,多形成完全性白内障;如果一些混浊的皮质或异物突入前房可继发葡萄膜炎或青光眼。活动性金属异物还可引起铁锈症、铜锈症。

(4)放射线伤致白内障:晶状体对放射线具有高度的敏感性。X线、γ射线、紫外线、中子、微波辐射等,均可使晶状体的上皮细胞和酶代谢受到破坏,引起有共同特征的放射性白内障。其潜伏期及发展速度与年龄、照射剂量和照射方式有关,不同的放射线所致的白内障也各不相同。此外,大剂量的紫外线也可以诱发急性白内障。

①红外线性白内障。一般是一种职业性眼病,常发生在玻璃厂工人和炼钢厂工人中,因红外线易透入透明介质而达眼内,屈光间质无血管,散热性能差,加上邻近的葡萄膜能吸收大量放射线,故易受到损害而形成白内障。红外线白内障的典型改变常从后极部开始,初为晶状体后皮质有一小墨渍样车轮状或盘状混浊,也可呈蛛网状混浊,中心有亮光闪闪的结晶,具有混浊较薄、边界清晰的特点;另一特点为前囊的浅层可以剥落、游离卷曲,在前房中自由飘动。

②电离辐射性白内障。晶状体对电离辐射非常敏感,其特点是最初晶状体后囊出现颗粒状混浊,后皮质成空泡,前后双层混浊在边缘部融合形成环形,前囊下也可有点线状混浊及空泡或朝向赤道部的羽毛状混浊,逐渐发展为完全混浊。

③微波性白内障。晶状体通过吸收微波辐射能量而使自身温度升高,通过热效应使晶状体蛋白直接变性凝固而发生混浊,其形态特点是特异性的后囊下液泡,逐渐变成后皮质蜂窝状、片状混浊。

(5)电击伤致白内障:触电或遭雷击后,当较大的电流通过眼球时,产生较多的热能,从而破坏晶状体,引起晶状体囊膜的通透性改变及晶状体纤维蛋白反应,形成

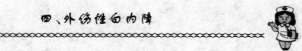

单眼或双眼的电击性白内障,发病时间数月或数年,多数局限而静止。其晶状体的变化主要是在前囊、后囊及囊下皮质,皮质混浊为线状片状灰色混浊,后囊下可有空泡及不定型混浊,术后视力的恢复主要取决于眼底的损伤程度。

79. 外伤性白内障的形态特征有哪些?

由于眼外伤病情复杂,其损伤的性质及程度不同,白内障的发展速度和晶状体混浊形态也不一样。主要有以下特征:

（1）晶状体囊上色素环:眼球挫伤时可使虹膜突然向后,在相当于瞳孔缘处晶状体前囊上,形成约 1 毫米宽的色素沉着。此环仅见于青年人,经数周后可逐渐消失。在色素颗粒吸收过程中,相对晶状体前囊下可出现灰白色点状混浊(图45)。

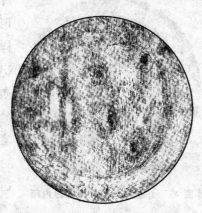

图45 挫伤性晶状体囊上色素环

（2）播散性囊下混浊:眼球受外力撞击,甚至极轻微的外力,晶状体囊和上皮也可受到损伤,发生囊下组织的撕脱,引起暂时性晶状体代谢紊乱,形成局限性混浊。此混浊可位于前后囊下,呈薄片或点片状。由于新生晶状体纤维的生长,混浊常被推至内部(图46)。

（3）外伤性菊花瓣形白内障：此种外伤性白内障最为常见，发生于眼球穿孔伤或挫伤。可分为早期形成及晚期形成两种类型。前者出现于伤后数小时至数周，混浊位于晶状体前囊或后囊下，随晶状体

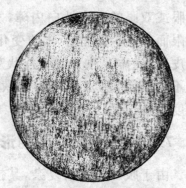

图 46　外伤性播散性囊下混浊

缝自中轴区向赤道部分枝，形成完整或不完整菊花瓣样的图形（图 47）；而后者出现于伤后数年，常位于皮质深层或成人核处，晶状体缝位于相邻的花瓣状混浊之间（图 48）。

（4）外伤性晶状体脱位：眼球挫伤可引起一系列力学改变，使纤细的晶状体

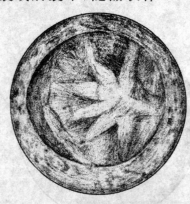

图 47　外伤早期菊花瓣形白内障

悬韧带遭受过度的牵扯，以致发生部分或全部的断裂，造成晶状体半脱位或全脱位。晶状体半脱位时，前房深浅不完全一致，悬韧带断裂处前房常较深，虹膜明显震颤，散瞳后可见晶状体边缘有典型白内障改变，如菊花瓣形混浊等。晶状体全脱位可脱到前房、玻璃体内、视网膜间隙或巩膜下各处，当眼球破裂时还可脱到球结膜下或球

筋膜下,引起不同的并发
症(图 49)。

(5)局限的外伤性白
内障:穿孔伤和钝挫伤均
可造成晶状体局限性混
浊。晶状体被针刺或小异
物穿孔伤后,若晶状体囊
的小裂孔很快封闭,在晶
状体上可产生局限的静止
性白内障。可有 3 种类

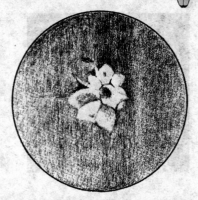

图 48　外伤晚期花瓣状白内障

型:①沿伤口路径的混浊。
为大小不等的点状或线条状混浊,甚至较大的云雾状混浊。
若同时虹膜也有小穿孔伤,则在伤口径路上可见到虹膜色
素(图 50、图 51、图 52)。②晶状体纤维束的混浊。呈两端
尖的带状或楔状,或混浊绕过赤道部很像板层混浊。可见
于铜质异物存留(图 53)。
③菊花形混浊。与挫伤性
菊花形白内障在形态上没
有区别,发生机制也都是由
于晶状体受震荡所致(同图
47、图 48、图 49、图 50)。

(6)完全的外伤性白内
障:眼球受挫伤后,晶状体
上皮破坏,造成晶状体囊膜
渗透性改变,皮质吸收水分

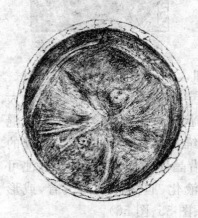

图 49　外伤性晶状体半脱位

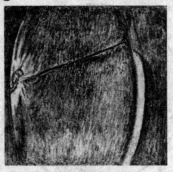

图 50　眼球穿孔伤,异物
穿通虹膜晶状体,进入玻璃体内

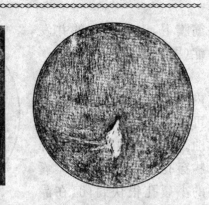

图 51　局限性外伤性白内障

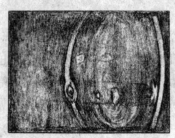

图 52　显示晶状体穿孔伤,
局限性白内障及晶状体内异物

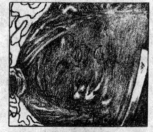

图 53　铜异物引起晶状体
纤维束混浊

发生水肿,以致全混浊。如
合并囊膜破裂,特别是眼球穿通伤,囊膜伤口大,房水大
量进入晶状体内,短期内晶状体可形成均匀一致完全混
浊的白内障,其间可见到纤维板层分离。若晶状体囊的
伤口与虹膜粘连,可有血管沿晶体囊的伤口长入,混浊可
逐渐被吸收或退化改变,如液化、胆固醇结晶沉着,或形
成机化的结缔组织块(图54、图55、图56)。

　　(7)晶状体铁质的沉着:当晶状体被铁质异物穿入,

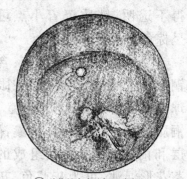

① 外伤性白内障板层分离

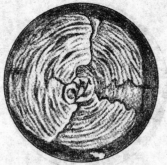

② 外伤性白内障板层混浊突至前房内，
下方虹膜前面有晶状体碎屑

图 54　外伤性白内障

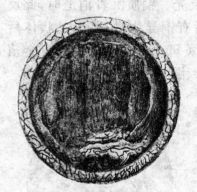

图 55　眼球穿通伤后，伤口径路
上的新生血管及初期
外伤性白内障

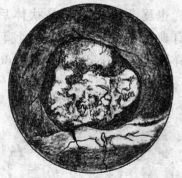

图 56　一年后外伤性白内障中
有新生血管及胆固醇结
晶，白内障已部分吸收

异物埋藏在晶状体内或存留于眼内其他部位时，都可引起晶状体的铁质沉着症。初期，晶状体囊下有分散的细小棕黄色小点；沉着增多时，棕黄色颗粒稠密，聚积成小圆盘状，并呈花冠状排列（图57）。此时往往晶状体已变

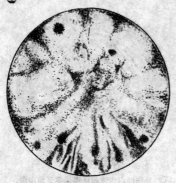

图 57　晶状体铁质沉着白内障

得不透明,铁质沉着小点可呈棕色甚至棕红色。

(8)晶状体铜质沉着:含铜量较少的铜合金停留在眼球内,可引起铜质沉着症。铜质沉着位于晶状体前囊深层和前囊下,为细点组成的葵花形混浊,可为灰蓝色、灰绿色、橄榄绿、棕色以至棕红色,具有金属光泽,用镜面反光照射法检查,可见彩虹样反光。铜质沉着消退时,此反光也逐渐消失。当晶状体后有铜异物时,可见晶状体后有典型的绿色沉着,视网膜黄斑部和血管上也可有金箔样沉着物(图58、图59、图60、图61)。

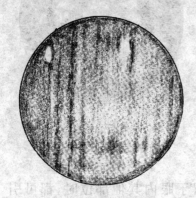

图 58　晶状体前囊下灰绿色
点状混浊

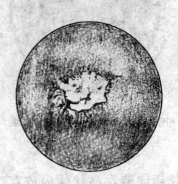

图 59　铜内障晶状体后
囊的镜面反光带彩色
反光及白内障

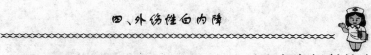

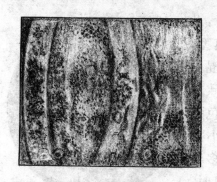

图60　铜内障晶状体前
面镜面反光带彩色反光
及玻璃体内铜沉着

（9）电离辐射性白
内障：放射性物质在通
过晶状体时，可造成电
离辐射性白内障（图
62）。不论是由X线、γ
射线或快速中子所引起
的，其形态都大致相同。
晶状体混浊最早位于中
轴区后囊下，由一些细
微小点组成，以后有椒
盐状颗粒和空泡散布在

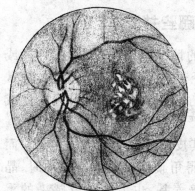

图61　视网膜上之铜沉着

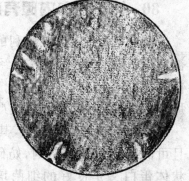

图62　电离辐射性白内障，后
囊下皮质呈蜂窝状混浊，其
前有珍珠样空泡，赤道部
呈辐射状混浊

其周围，并可形成片状、饼状
混浊。早期混浊可有金黄色
反光及多色结晶。照射剂量大，则混浊进展快，终至晶状
体完全混浊。

(10)电击性白内障：此种白内障的形态比较典型，主要改变在囊下，皮质混浊可能很淡，也可能呈较致密的点状混浊层，或灰白色线条。前囊下混浊常有小水泡，后皮质的混浊常呈多色反光。晶状体囊受侵犯时，可有鳞屑状的灰色混浊(图 63)。

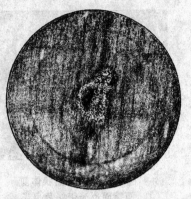

图 63　电击性白内障

80. 外伤性白内障有哪些并发症？

晶状体外伤后，在顺利的情况下，可只形成白内障或被逐渐吸收。但外伤后的经过并不全是那样平稳，常常伴有晶状体周围组织的损伤，因此也往往会引起这样或那样的并发症，有的甚至是严重的并发症。

(1)当晶状体破裂时，其皮质不仅可以脱出前房，而且可嵌塞于角膜伤口内，妨碍角膜伤口的愈合。同时，晶状体蛋白又是良好的细菌培养基，也成为继发感染的重要因素。

(2)在前房的皮质，对虹膜睫状体产生机械性刺激，其分解产物产生化学刺激，可引起晶状体皮质过敏性虹膜睫状体炎。即使晶状体伤口不太大，若经常有少量皮质进入前房，也可形成慢性刺激，引起持续性怕光、流泪、眼痛、睫状体充血、前房渗出物、虹膜后粘连等。

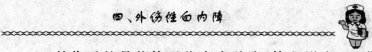

（3）外伤后的晶状体吸收房水肿胀,体积增大,虹膜被推向前,使前房变浅,房角狭窄或闭锁,或大量游离皮质阻塞前房角及炎性渗出性虹膜粘连等,均可引起眼压升高,继发青光眼。若不及时处理,终会导致完全失明。如果有金属异物的存留,还可产生眼内铜锈症、铁锈症,而使视力减退。

因此,对外伤性白内障不应掉以轻心,应尽早正确处理,才能防止严重并发症的发生。

81. 外伤性白内障应做哪些检查?

由于外伤性白内障较前几种白内障对眼部的损伤严重且病情复杂,为尽量减少损伤和防止感染,对此种白内障应进行以下检查:

（1）应详细询问伤史,了解引起外伤性白内障的原因、时间、致伤物性质、有否异物进入眼内、曾做过何种处理。

（2）了解损伤的程度、症状轻重、视功能好坏,必要时做激光视力、视觉诱发电位（VEP）、视网膜电流图（ERG）及色觉检查。

（3）对眼局部的检查,应按解剖部位循序进行,以免遗漏。注意角膜有无皮质嵌顿;前房是否消失、深浅、房水是否混浊;虹膜有无嵌顿粘连;晶状体混浊程度、有无脱位,晶状体囊是否破裂,可疑者应散瞳检查;有无皮质嵌塞、脱出,有否引起眼压升高;有无异物存留。晶状体混浊不重的,位于晶状体内的异物可借斜照法或裂隙灯检查发现;若混浊重或原因不明的白内障应进行 B 超、X

线拍片或 CT 扫描,确定眼内有无异物。

(4)对于合并脑部、心肺或脊柱四肢严重外伤的患者,应先待全身情况稳定后再进行眼部处理。

总之,应特别注意可引起并发症的所有不良因素,一旦发现,及时给予正确的药物或手术治疗。

82. 什么叫放射性白内障?

随着现代科学的发展,放射线的应用越来越广泛。在接触放射线的人员中,有的视力减退,于是就怀疑是否发生了放射性白内障。有的医生发现从事放射线工作者的晶状体有混浊点,也怀疑是否由于接触了射线,引起了放射性白内障。那么,什么是放射性的白内障呢?

我们知道,自然或人工的放射性物质,如镭、钴、X线、快速中子等均可产生电离辐射。当这些射线通过人体组织时,冲击组织细胞释放离子,使组织细胞发生损害。在全身组织中,晶状体对电离辐射比较敏感,如保护不善,可在照射后发生混浊。这种由于放射线辐射所致的晶状体混浊,就称为放射性白内障。此种白内障,常由以下几种原因引起:

(1)治疗引起的损伤:应用放射线治疗眼及其周围组织的病变,如上皮癌、红斑狼疮等,甚至以往用的治疗复发性瘤肉所用的 β 射线,都可能产生白内障。特别是当所需的治疗剂量大,需要长期分次治疗时更容易产生。另外由于技术条件差或防护欠妥,或由于解剖关系无法避免对晶状体的有害照射而引起。

(2)职业性损伤:19 世纪初,曾有文献报道,X 射线技

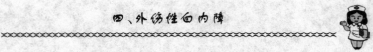

术员因无适当防护而产生了 X 射线白内障。近年来在原子能实验室或工厂中从事与核分裂有关的工作,如原子堆或旋转加速器的场合,由于产生快速中子和硬 γ 射线,可以使工作人员产生白内障。

(3)原子弹爆炸:除了产生机械性热和紫外线的损伤外,中子和 γ 射线都能引起白内障。在日本广岛和长崎原子弹爆炸的调查中表明,在近距离照射后 10～14 天即可发生中子和 γ 射线白内障;在距离爆炸中心较远的人于 10 多年中也有发生白内障的。

晶状体对各种放射线伤后表现基本相同。混浊多从后部开始,晶状体后囊出现粉末状颗粒样混浊,逐渐排列成环状及盘状,囊下皮质层出现空泡,早期有金黄色反光,以后逐渐向前部及赤道部扩展,最后波及晶状体全部。

放射性白内障的发展,潜伏期不一,与放射线种类、剂量、年龄等有关。年轻人和照射剂量较大时,发生晶状体混浊较早。X 线性白内障潜伏期平均为 2～4 年,最短9 个月,最长 12 年。中子照射引起的白内障潜伏期较短。另外,如胚胎期间受照射,特别是在妊娠前 3 个月期间受照射,也可引起白内障,一般年龄在 3 个月到 16 岁时出现。

临床上要确诊放射性白内障,需根据以下条件综合考虑:①具有上述典型的白内障形态。②具有接触一定剂量放射线的历史。③除外其他因素所致的白内障,才有病理意义。

83. 电击性白内障是怎么回事?

身体触电或遭受雷击后发生晶状体混浊,称为电击性白内障。一般认为是电流通过晶状体后引起以下改变造成:①晶状体细胞发生物理化学改变,产生蛋白质的凝集。②晶状体囊渗透性改变,影响晶状体的新陈代谢。③电流通过组织产生热效应,影响晶状体正常活力。

能引起白内障的电压范围很广,可由 500～80 000 伏特,个别病例 220 伏电压也可引起。受雷电打击所致白内障多为双侧,接触高压导体所引起的白内障多为单侧,并且多在电流接触的一侧。发病时间为数日或数年,晶状体混浊的程度与电流强度、电流作用时间、接触处与眼的距离、接触面积、电流方向及皮肤的干燥程度均有关。

电击性白内障的形态比较典型,主要改变在晶状体囊膜和囊下皮质。为灰白色或尘埃样混浊,多集合成放射状、线状或云片状,中间杂有小空泡,有时可见皮质与核分离现象,或有胆固醇样结晶,后皮质混浊常呈现多色反光,晶状体囊上可能有鳞屑状灰白混浊。个别轻型电击性白内障,混浊可逐渐消退,但大部分混浊在一定时期内静止,不易吸收。

84. 外伤性白内障能用药物治疗吗?

外伤性白内障的治疗,根据不同的适应证可分为手术治疗和非手术治疗两大类。因为至今尚无真正满意的治疗白内障的药物出现,所以目前白内障仍以手术治疗为主,不手术的可试用药物保守治疗。实际上,后者是针

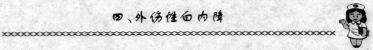

对外伤后眼局部的不同表现,采取的多种药物的综合治疗,主要适用于对视力损伤小、无严重并发症的、较局限的外伤性白内障。

(1)穿通伤形成的局限性白内障:受伤初期,为了保护微小的晶状体囊破口,可给予缩瞳剂点眼(1%匹罗卡品)每日1～2次;如已有少量皮质进入前房,应给予散瞳剂点眼(新福林或阿托品),同时为防止虹膜炎症,应眼内滴皮质激素眼药水或球旁注射地塞米松;并给予防治白内障的眼药水,如谷胱甘肽、白内停、晶明眼液等;口服或静脉注射维生素 C。

(2)铁、铜锈白内障:除局部用乙二胺四乙酸二钠(0.37% EDTA-Na$_2$)或二巯基丙醇(5% BAL)积极治疗铁、铜锈外,还应治疗葡萄膜炎,并尽早取出异物。

(3)无破口的白内障:如放射性、电击性白内障等,应长期耐心滴用防治白内障药物。

(4)放射性白内障:应长期耐心地滴用治疗白内障药物。严重者应脱离放射污染区。

(5)其他:囊膜有大破口的,有并发症的,以及混浊明显影响视力的外伤性白内障,应行手术治疗。

85. 外伤性白内障治疗中应注意些什么?

由于外伤性白内障致伤原因复杂,晶状体损伤的程度各异,在治疗上应根据晶状体的具体情况,采取不同的措施。一般须注意以下几个问题:

(1)严重的眼球穿孔伤引起晶状体囊膜大破口,房水大量进入晶状体内,使其迅速膨胀,呈灰白色混浊,有时皮质突入前房,引起眼压升高,继发青光眼或反应性虹膜睫状体炎,此时应在抗感染的同时,尽快施行白内障吸出术。

(2)角膜穿通伤口内,有晶状体皮质嵌顿时,无论晶状体是否已完全混浊,均应在缝合角膜创口后,同时行白内障吸出术。

(3)外伤造成的局限性白内障,囊膜伤口小,破口自行封闭后,仅出现局限性混浊,其周围的晶状体尚透明,对视力影响不大者,可暂不行手术,给予保守治疗,临床定期观察,多对视力恢复有利。

(4)幼儿或儿童外伤性白内障,如晶状体囊膜破口大,大量皮质进入前房,但未引起眼压升高时,可待其自行吸收,不必急于施行手术。如晶状体皮质吸收后残留机化膜,遮挡瞳孔区影响视力,则需行白内障截囊吸出术或用 YAG 激光治疗。

(5)40 岁以上成年人或老年人外伤性白内障,由于晶状体核已开始硬化,不能吸收,需行晶状体囊外摘除术。

(6)有眼内感染的外伤性白内障,应积极用药物控制炎症,尽早行白内障摘除术。必要时行玻璃体手术或眼内注入抗生素。

(7)在外伤性白内障的整个治疗过程中,不应忽视抗炎治疗及全身情况的检查治疗;同时联合激素治疗,以减轻伤后反应。穿孔伤要确诊有无异物存留,对症处理。

86. 急症外伤性白内障的处理原则是什么?

机械性损伤在外伤性白内障中最常见,而且发病急,症状重,因此对这类白内障尤应重视。外伤性白内障的急症处理,对伤眼的预后是至关重要的。紧急处理可以辨别外伤的种类和严重程度,以便采取急救措施或确定进一步处理的方式;可防止眼内容物脱出和并发症的进一步发展;对轻型外伤性白内障可以加速治愈,减少痛苦;可防止感染,减少丧失视功能的可能性。处理原则如下:

(1)抗炎治疗:眼球穿孔伤的晶状体混浊,可出现两种炎症反应。一种是由细菌感染引起的,晶状体是含蛋白质组织,一旦被感染,细菌生长很快。对此类创伤,不论有否感染,都必须加强预防,及时使用广谱抗生素。有球内异物者更应注意。同时,应用破伤风抗毒素。另一种炎症反应,是因组织破坏引起的创伤反应性炎症,可用皮质激素制剂控制。有时晶状体皮质未脱出或极少脱出,但眼内创伤性炎症反应很重,无论何种炎症反应,均应及早合理使用肾上腺皮质激素,既可减轻损害,又可控制炎症反应,有助于对组织的保护。

(2)应用瞳孔控制剂:晶状体受伤后用散瞳剂还是用缩瞳剂,要根据具体情况而定。临床上需用散瞳剂的较多。原则上,有虹膜炎症、虹膜与晶状体粘连、晶状体损伤情况不明时,为明确诊断可用弱散瞳剂。若晶状体囊膜破口不大,且尚未完全闭合,眼内无炎症者,宜用缩瞳剂,使虹膜遮盖晶状体创口,房水不再进入晶状体;晶状体皮质脱入前房阻塞前房角,眼压有升高的趋势,瞳孔区无阻塞、无眼内炎症者,可滴缩瞳剂。

（3）封闭伤口：对眼球壁的穿通伤口应立即手术缝合，以防止眼内容物脱出。术前要用 0.25％庆大霉素液彻底冲洗干净。对破裂的晶状体及脱入前房的皮质同时手术吸出，但主张另做角膜缘切口。

（4）尽早处理并发症：并发虹膜睫状体炎时，应充分散瞳，局部与全身同时应用激素及消炎痛；有皮质进入前房者应尽早施行白内障摘除术。对继发性青光眼、瞳孔阻滞者用散瞳剂，房角阻塞者用缩瞳剂，并可口服碳酸酐酶抑制剂，或静脉注射甘露醇。眼压持续高者，应施行减压术。对同时伴有眼内出血、玻璃体疝、球内异物等，以及其他复杂眼伤者，则应根据具体病情，给予适当的药物或手术治疗。

87. 急性外伤性白内障什么时候才考虑手术治疗？

在医院里，常听到病人问，已确诊为外伤性白内障，为什么不马上做手术？何时做手术合适，是由病人眼睛具体情况决定的。因为外伤性白内障不像先天性和老年性白内障那样病情简单，不同原因造成的外伤也不一样，所以什么时候手术，要根据受伤眼的视力、眼压、晶状体混浊的程度和刺激症状的轻重来决定。

一般认为，晶状体伤后，如混浊局限、视力影响小，或晶状体囊膜破裂，但皮质突入前房少，其肿胀与吸收过程平稳，均可不必急于手术。因其可能静止不发展或混浊顺利吸收而保持一定视力。只有在下述情况，才需尽早

施行手术治疗:

(1)眼球穿孔伤时,角膜伤口内有晶状体组织嵌入,在急诊缝合伤口后,即应同时另做角膜缘切口摘除外伤白内障。

(2)晶状体囊膜破口较大,大量膨胀的晶状体皮质突入前房,也应早期做单纯清创缝合加白内障摘除术,以免引起继发性青光眼,并可减轻眼前部的色素膜反应。

(3)晶状体囊膜虽然破口小,皮质突出不多,但晶状体膨胀明显,推挤虹膜向前,使房角关闭而眼压升高、前房很浅时,应早行手术。此外,皮质与房水接触后,引起过敏性虹膜睫状体炎,保守治疗无效时,也应及时施行白内障手术。

(4)挫伤所致白内障,如不伴有眼球裂伤,晶状体前囊膜完整,混浊多于后囊下开始,发展缓慢,此时应注意多伴有晶状体半脱位,玻璃体可自悬韧带断裂处疝入瞳孔区或前房,有时眼底可能有挫伤所致的病变。对此种白内障,在对视力预后有充分的估计,并做好周密的应急准备后,进行晶状体摘除术。

(5)对于儿童患者应尽早手术,因为儿童的视力发育的关键期是从出生后几个月开始,一直延续到6~8岁,但最关键的时期是在1~3岁。2岁以上的儿童,眼球大小及屈光状态和解剖结构与成人接近,如不及时手术,可能造成视觉剥夺性弱视,造成立体视的损害,特别是单眼的患者。

(6)无论属何种类型的外伤性白内障(机械伤、钝伤、放射线伤、电击伤），只要晶状体已完全混浊，光感、光定位准确，红绿色觉正常，则均可行白内障摘除术。如有外伤性虹膜睫状体炎者，应等其完全治愈后再行白内障摘除术。

88. 外伤性白内障手术方法有几种？

外伤性白内障最有效的方法，仍是手术摘除混浊的晶状体。因外伤后晶状体损伤的情况不同，手术方法也不相同。常用的手术方法有以下几种：

（1）白内障针吸术：是比较简单的手术方法，适用于年龄较小的外伤性白内障患者。因其晶状体核质软，利用针的吸力将皮质直接吸出。目前单纯的抽吸术已很少使用，而改用双管注吸针头，即一边用针头吸出皮质，一边可注入盐水，保持前房的深度。角膜缘内切口，可不缝合。

（2）白内障线状摘除术：实际上是小切口的囊外摘除术。角膜做小切口，截囊针充分截开前囊膜后，以双管注吸针吸出晶状体皮质。如术中发现有硬核，可由切口夹出，或扩大切口取出。

（3）白内障囊外摘除术：为最常用的手术方法。外伤性白内障多有邻近组织伤害，如虹膜后粘连、皮质嵌塞于角膜伤口等。较大的切口既利于吸净皮质，娩出钙化的晶状体核，也利于处理粘连、嵌顿。另外保留后囊的屏障作用，手术较囊内安全，也利于置入人工晶体。

（4）白内障囊内摘除术：适用于晶状体内有异物存留的外伤性白内障，特别是非磁性异物，多采用冷冻摘出术。另外,也用于外伤后晶状体悬韧带断裂,如做囊外摘除术造成晶状体脱位者,或已有晶状体半脱位和脱位者。

(5)超声乳化术:为目前主要的手术方法,手术操作同老年性白内障,术后角膜散光小。另外,更适用于同时需要做玻璃体切除的联合手术。

(6)玻璃体切除联合白内障摘除:适用于外伤复杂,晶状体与虹膜玻璃体有粘连,眼前、后节组织因外伤交错嵌置关系紊乱的外伤性白内障。

89. 外伤性白内障手术中应注意哪些问题?

外伤性白内障的手术与一般白内障常规手术一样,术中需要病人的密切配合和医生熟练的显微手术技术。但是,除了一般白内障手术中应注意的问题以外,还要对复杂伤情作特殊处理。术中主要应注意以下问题:

(1)麻醉必须充分。无论选用哪种术式,局部必须做眼轮匝肌麻醉,以免眼睑对眼球产生压力,并可降低眼压。对14岁以下的儿童,则应给予基础麻醉或全身麻醉。

(2)外伤性白内障多有伤口,须严格无菌操作。术中应先用抗生素彻底冲洗结膜囊,并尽量减少器械进入前房的次数。操作要轻柔,避免损伤虹膜及角膜内皮,手术结束时球旁注射地塞米松加庆大霉素。

(3)有伤口的如角膜裂伤,应先缝合,并先彻底清除伤口内嵌顿的组织。需同时摘除白内障时,应另做角膜缘切口,不主张从原伤口吸出。

(4)囊外摘除要尽量散瞳,截囊要充分,并彻底吸出所有透明皮质,以免残留形成后发性白内障。抽吸要协调,应特别注意勿损伤晶状体后囊,防止玻璃体溢出。

(5)晶状体脱位,晶状体皮质或核脱入玻璃体腔,应使用玻璃体切割器切除混浊的晶状体,切忌盲目地应用圈套器在玻璃体腔内打捞晶体核,以免造成严重的视网膜损伤。

90. 穿孔性异物伤所致的白内障应如何治疗?

穿孔性异物伤所致白内障,最严重的威胁是将细菌带入眼内,发生眼内感染。损伤的晶状体组织是良好的培养基,加上本身无血管组织,不能发生组织保护性反应,因此很容易使晶状体产生脓肿,发展为眼内炎。故对新鲜穿孔伤性白内障,应特别注意有无感染的发生。如表现早期感染,必须首先考虑穿孔伤合并眼内异物滞留的可能性,应在积极控制感染的同时尽早除去异物,以杜绝感染源。异物位置较深者,多先用抗生素控制感染,2~3天后再手术,而新鲜异物即使伴有眼内感染,一般都可在缝合伤口同时即行手术。常用的方法是首先用10-0尼龙线,缝合角膜伤口,再将嵌顿的组织去除,同时可用玻璃体切割器做白内障摘除及异物取出术。术后使用抗生素积极治疗。

位于晶状体内的微小铁异物,可停留较长时间不引起混浊,但以后终究是要出现铁质沉着现象的,同时晶状体混浊迟早也要发生,此时应将晶状体及异物一并摘除;如晶状体无明显混浊的,可利用电磁铁只取异物。位于晶状体内的非磁性异物对眼内组织刺激小,仅在晶状体

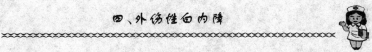

失去透明时,将其一同手术摘除。如异物穿过晶状体,可在晶状体上见到入口与出口间的混浊痕迹,囊膜裂口不闭合,数日后晶状体可由膨胀变为全混浊,应及时行白内障摘除术。此时多有玻璃体积血或伴有破碎晶状体,可采用从睫状体水平部进入的玻璃体手术。

金属性异物滞留眼内,一定时间后常可在白内障发生同时并发铁锈症或铜锈症,对此目前尚无满意疗法。可试用铁与铜离子为阳性电极的生理盐水离子透入疗法,将铁、铜离子诱导出来。另外,也可全身或局部应用乙二胺四乙酸二钠(EDTA-Na$_2$)络合铁与铜离子,使其成可溶性的乙二胺四乙酸铁(或铜)络合物。

91. 外伤性白内障术后并发症有哪些?

白内障手术因涉及较多的眼内组织,较易发生并发症。这与术前准备、术中操作、患者全身及局部条件,以及术后护理等有密切的关系。常见的一些并发症如下:

(1)感染:感染多发生于术后2～3天内,为严重的并发症。术后突发疼痛,是感染的信号。可有结膜充血水肿、角膜光泽降低、创口色变灰黄、房水混浊等感染早期表现。如进一步发展,可致前房积脓、角膜水肿。其感染原因复杂,可因术眼带菌、手术时间过长、病人抵抗力低、器械污染等造成。

(2)角膜混浊水肿:术中器械直接损伤角膜内皮,或过多的冲洗前房造成。

(3)前房出血:绝大多数来自创口,多于术后2～5天发生。小量的可数天内完全吸收,无不良后果;大量出血

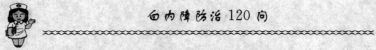

吸收慢,可引起眼内组织反应。多由剧烈咳嗽、碰伤、揉眼、不适当地压迫眼球等引起。

(4)伤口裂开及虹膜脱出:挤碰眼球,眼压升高,或角膜创口对合差。

(5)前房形成延迟:正常术中或术后1~2小时前房即应恢复。前房形成延迟,可致周边虹膜前粘连继发青光眼。术后2~3天仍不恢复或突然消失,多因创口对合不好渗漏、脉络膜脱离、瞳孔阻滞等造成。

(6)虹膜或玻璃体与角膜粘连:外伤致虹膜及玻璃体损伤,术中处理不当造成。

(7)葡萄膜炎:术后1周内出现葡萄膜的刺激症状,多属一般手术反应。如充血明显,刺激症状重,多因残留皮质刺激、玻璃体脱出、陈旧葡萄膜炎被激惹等引起。

(8)继发性青光眼:多因术后房角粘连、瞳孔阻滞、皮质残留过多、上皮植入性的囊肿与虹膜囊肿造成。

(9)上皮植入性囊肿与虹膜囊肿:受伤处角结膜上皮长入前房。多因伤口内有虹膜或玻璃体嵌顿,使伤口愈合不好。

(10)继发性视网膜脱离:外伤后造成大量玻璃体外溢,或与伤口粘连或球内异物造成牵拉性脱离。

(11)后发性白内障形成:由于晶状体残留皮质或炎性膜形成,遮挡瞳孔区而形成后发性白内障。外伤性白内障术后后发性白内障的形成是常见的情况。年轻的患者后发性白内障的发生率较高,特别是儿童。对于此类患者在术中应该尽量将皮质清除,儿童患者假如后囊混

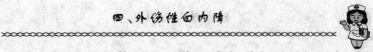

浊明显,可在晶状体置入后将后囊部分切除,防止术后机化膜的形成。发生后发性白内障的患者也可以行 YAG 激光后囊切开。

(12)黄斑水肿:由术后玻璃体牵引黄斑、长期低眼压及色素膜炎等引起。

92. 外伤性白内障术后如何护理?

外伤性白内障手术后并发症的发生率较其他白内障高,因此手术后的护理应予充分重视。

(1)小儿手术多在全麻下进行,术后回病房时尚处于昏睡状态,因此应继续保持平卧位,头略偏向一侧,以保证呼吸道通畅;呕吐时,应随时将口鼻内黏液、食物吸净。在患儿完全清醒前,要有专人在床旁观察病情,防止撕抓敷料,并暂不进食。局麻病人术后当天也应卧床休息,饮食以半流或易消化软食为宜。

(2)对新入院的患儿及家长进行健康教育,帮助患儿尽快熟悉病区环境,向患儿家长解释病情,手术治疗的目的、意义、麻醉方式,详细介绍手术过程及主刀医生技术特长,增强患者对手术成功的信心及对医生、护士的信任,取得患者及家属的良好配合;对有心理紧张的患者术前进行心理疏导,安慰鼓励患者,减轻恐惧感,给予有力的心理支持,这对手术的成功事半功倍。

(3)如术中顺利,术后恢复好,一般第一天即可离床,但应避免剧烈活动,不要用力挤眼,有咳嗽应服镇咳药,并保持大便通畅。

(4)术后运送患者应平稳,勿震动头部,注意术眼敷料包扎是否整洁,有无渗出、磨痛,避免碰撞术眼,病室保持通风、整洁。

(5)术后24小时开始局部换药,每日1次。检查术眼的光线可由术眼外侧渐渐移至伤口,切勿猛然将强光直射角膜上,否则会引起反射性闭目,造成前房出血。注意观察眼内变化,防止并发症的发生。

(6)对同时有眼周组织器官复合伤或全身性疾病者,应注意全身情况,及时观测体温、脉搏、呼吸、血压等,尤其小儿和老年病人,必要时应请专科医生协助治疗。

93. 外伤性白内障术后需要戴眼镜吗?

外伤性白内障摘除术后,与其他白内障术后一样,如果没有安放人工晶体,也需要配戴眼镜。因为晶状体是内屈光系统的主要组成部分,光线进入眼内要经过晶状体的屈折聚焦,才能在视网膜上显现出清晰的物像;而白内障患者在施行了晶状体摘除术后,眼睛就好像是没有了镜头的照相机,光线无晶状体(镜头)的屈折和聚焦,直接投射到视网膜上,是不能形成清晰的图像的。所以虽然白内障手术后眼睛重见了光明,视力有所提高,但也只能看见较大物体的轮廓,还不能看书、写字,更不能做精细的工作。要恢复无晶状体眼的正常视力,必须配戴与晶状体相当的镜片。

晶状体相当于凸透镜,如外伤前患者是正视眼,白内障摘除后一般需要戴＋12D左右的远视镜片;如原来是远视眼或近视眼,所戴镜片度数必须相应增加或减低。但这种带框架的眼镜只适合于双眼都是无晶状体的眼。

如果一眼为无晶状体眼,另一眼视力好,则不能戴这种眼镜。因为无晶状体眼戴镜后物像要放大25％～30％,两眼间物像相差过大,超过了视觉中枢的融合能力,就会产生复视、头晕等症状。外伤性白内障大部分为单眼发病,因此如果是单眼的外伤性白内障,术后以选用角膜接触镜更为理想。

94. 外伤性白内障术后如何选择隐形眼镜?

角膜接触镜即人们常说的隐形眼镜,是由一种有机玻璃材料制成极薄又完全透明的小镜片。戴用此镜片时直接与角膜表面接触,其间的空隙由泪液所填充,不像框架式眼镜那样与眼球之间有空间存在,使物像放大明显减少到仅剩7％左右,从而减少了单眼无晶状体眼配镜所产生的屈光参差,减轻了双眼的不等视现象。因此,角膜接触镜比框架式眼镜更适合于外伤性白内障术后的病人。

角膜接触镜分为软、硬两种。硬质角膜接触镜提供了高质量的光学特性,特别适合于有角膜散光的病人,并容易掌握配戴方法;而软性角膜接触镜配戴更为舒适,并较少引起角膜病变,不易发生脱落或偏心现象。因二者各有其优缺点,只要白内障术后,经裂隙灯检查,无炎症反应,瞳孔保持正圆、正位,没有眼底等异常变化,无论是软接触镜还是硬接触镜,都能得到较好的矫正效果。患者可根据对两者的了解,戴用适宜程度或在医生的指导下进行选择。另外,倘若角膜上遗有瘢痕或眼内有残存混浊,还可选用带有色素的角膜镜,以增加美容效果。什么时间配戴接触镜最合适呢？考虑到术眼的安全，过早地配戴无益。因为白内障术后散光的程度有很大差异，随着创口的恢复会逐渐减少，在2～3个月后比较稳定；此外，外伤性白内障术后还可有炎症反应。因此原则上，应在炎症消退，屈光状态稳定后再配戴角膜接触镜。已经开始戴用接触镜者，还应注意定期（1周、2周、1个月、3个月、半年、1年）到医院检查。

95. 外伤性白内障术后能否安放人工晶体？

外伤性白内障术后，配戴眼镜虽能恢复正常视力，但成像大小与健眼相差太大，而多不能戴用。角膜接触镜的出现使这个问题得到了初步解决，但因接触镜戴上拿下比较麻烦，又可发生并发症，并存有轻度放大作用，故不能为所有人接受。随着现代医学的发展，科学家们又发明了人工晶体，比角膜镜又前进了一步，其体积小，装在眼内，符合解剖生理位置。由于人工晶体基本上没有放大率（仅0.2％），使成像更接近于正常，实现了双眼单视，因此，术后在眼内安放一定度数的人工晶体，是目前无晶体眼提高视力的最佳选择方案。

应当指出，人工晶体的应用也有一定限制，并不是所有白内障术后都能置入的，对外伤性白内障尤其如此。虽然一期置入人工晶体能使患者尽快恢复视力，避免手术间隔期发生继发性外斜和弱视，还可避免因外伤晶状体的纤维增生及后囊机化条索形成或钙化、虹膜固定后粘连不易分离或强行分离易引起虹膜、角膜损伤，以及晶状体囊或悬韧带的损伤；但一期置入后囊易混浊，葡萄膜

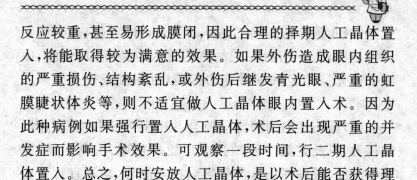

反应较重,甚至易形成膜闭,因此合理的择期人工晶体置入,将能取得较为满意的效果。如果外伤造成眼内组织的严重损伤、结构紊乱,或外伤后继发青光眼、严重的虹膜睫状体炎等,则不适宜做人工晶体眼内置入术。因为此种病例如果强行置入人工晶体,术后会出现严重的并发症而影响手术效果。可观察一段时间,行二期人工晶体置入。总之,何时安放人工晶体,是以术后能否获得理想视力为前提的。

96. 外伤性白内障术后安放人工晶体的原则是什么?

人工晶体置入是以术后能达到最佳视力为目的的手术,因此外伤性白内障术后安放人工晶体的原则,也是以此为依据的。

(1)外伤后单纯性白内障,在摘除混浊晶状体后,如后囊膜完整,可在白内障手术同时常规行人工晶体一期置入。

(2)对于急性外伤伴有相关组织损伤者,则应在清创缝合后,待眼局部完全平静了(即在数周或数月后,外伤性炎症、角膜水肿、前房出血、高眼压、玻璃体混浊等症状消退);眼球可承受再次手术的刺激时,方可考虑人工晶体二期置入。

(3)对于后囊膜不完整、虹膜缺损及其他眼前节结构紊乱,但尚存留较好视觉功能者,可选择人工晶体缝合术或前房型人工晶体置入术。

（4）儿童外伤后人工晶体的置入，目前国内多数学者认为，对小儿外伤后人工晶体的置入应持谨慎态度。由于大龄儿童修复和耐受能力提高，可积极试行人工晶体置入术。

（5）外伤性白内障如同时合并正中角膜白斑，明显影响视力，以及虹膜广泛缺损或广泛后粘连、房角闭锁、玻璃体混浊、眼底损伤等严重影响视功能者，均不宜行人工晶体置入术。

97. 外伤性白内障安放人工晶体后视力能提高吗?

白内障囊外摘除术后，置入后房型人工晶体被认为是目前最理想的复明手术。因其最符合解剖生理，加之现代白内障显微手术技术的不断进步、人工晶体质量的提高，使绝大多数接受人工晶体置入术的病人重见了光明。据临床观察表明，术后矫正视力在 0.5 以上者可达 90%，在 1.0 以上者可达 60%。当然，人工晶体置入术毕竟是一项还在发展中的新技术，而术后视力的提高又受多种因素影响，尤其外伤性白内障较一般白内障病情复杂，多有组织结构的紊乱或视觉功能的损害，有些还不能按常规置入而需要行晶状体缝合术，这些都会对视力的提高有所影响。因此，我们在前面强调了外伤性白内障安放人工晶状体的原则。只要按照原则掌握适应证，选好术式，并尽量避免因晶状体屈光度、手术切口、缝线等造成的影响视力因素，术后合理应用激光治疗后发性白

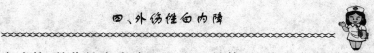

内障等,外伤性白内障置入人工晶体后,均可获得满意视力。

98. 小儿外伤性白内障在治疗上有哪些特殊性?

小儿眼睛正处于生长发育阶段,一旦发生外伤性白内障,除了按一般原则处理外,还应根据小儿的特点进行正确的治疗。

(1)对于晶状体未完全混浊,尚保持有用视力的小儿,可暂行药物治疗,不予手术。因为有的白内障可不再进展,而保留小儿晶状体可维持有用视力及融合功能的进一步发育;有少量晶状体皮质突入前房的,可先手术修复角膜伤口而不摘除晶状体,因小儿晶状体无核,皮质有可能自行完全吸收。

(2)如晶状体进行性混浊,或有较多皮质突入前房,应尽早行白内障摘除术,以防止剥夺性弱视的发生或继发青光眼。手术多采用抽吸术或线状摘除术。此术式简单、切口小、不用缝线。

(3)外伤性白内障是人工晶体置入术的适应证,但因小儿置入人工晶体后组织增殖反应及术后并发症较成人为重,并且极容易形成后发性白内障(后囊膜几乎 100% 发生混浊),故对人工晶体的置入应慎重。单纯的外伤白内障,在人工晶体置入时需要行后囊膜撕除;对那些复杂的外伤性白内障(有玻璃体混浊或视网膜损伤者),不主张行一期人工晶体置入。

(4)手术均应在全麻下进行。术前,对于检查不配合的小儿,应给镇静剂后再查,以免由于哭闹或检查挤压而加重伤情。术后应加强护理,防止并发症。对于不能安放人工晶体的小儿,应根据情况及早配戴角膜接触镜。

99. 中医是如何治疗外伤性白内障的?

中医治疗外伤性白内障也分为药物和手术治疗两类。一般外伤后单纯晶状体混浊者,可施以针拨术(目前此手术方式已经淘汰),但因外伤常致眼部损伤复杂,且儿童及老年也不宜行此术式,故多以药物对症治疗。如中医《龙术论》在描述"惊振内障"时说:"或固打筑……后经二三年间变成白翳,一如内障形状,不宜针拨。另一只牵损之眼,却待翳成,依法针之立效。"明确指出,直接被外物损伤的比较复杂的外伤性白内障,不宜用中医传统的针拨术;对另一眼无其他眼组织损伤,单纯为"震惊"所致的白内障,必然能辨"三光",可以针拨治疗。可见外伤性白内障的中医治疗是以药物为主。如穿通伤后,伤及睛珠(晶状体),则水轮(瞳孔区)变白(外伤性白内障),晶状体皮质混浊外溢,有时进入前房,此为睛珠破损,宜用石决明散,促进晶状体皮质吸收;如并有黑睛(角膜)受损,白睛有抱轮而红者(睫状充血),宜散风、明目、退翳,用当归活血化瘀加减治疗,或滴 1% 三七液每日 4 次;如还有出血,用加味四物汤或止痛没药散及坠翳明目丸合剂加减;慢性混浊者,也可用草决明或枸杞子代茶饮用或障眼明、磁珠丸口服防止晶状体混浊进展。

由于现代医学对外伤性白内障的处理及时而有效,因此目前治疗仍以现代白内障手术为主,中医的手术方法均已淘汰,但可配含中药内服,以促进眼部出血和渗出的吸收,加速恢复过程。

100. 后发性白内障(膜障)是怎么回事?

常常见到一些病人在做了白内障手术后,视力达到1.0以上,但随着时间的推移,视力又逐渐减退,甚至再度失去光明。这多半是发生了后发性白内障。晶状体外伤或白内障手术后,出现的瞳孔区残留皮质及囊膜混浊现象,称为后发性白内障,临床上又叫膜性白内障。多由下列因素形成:①残留的晶状体囊膜和皮质吸收不全。②晶状体赤道部上皮增生形成多数泡状物。③出血或炎性渗出机化而形成厚膜状物。

得了后发性白内障不必担心,可以采用手术或药物等方法治疗。传统的方法是,利用瞳孔区截囊或刺囊术,对较厚的增殖膜,可在瞳孔区剪除,露出约 4 毫米直径的透明区,以保证光线经视轴区到达视网膜上。对较薄的增殖膜,目前多用 YAG 激光治疗。该激光操作简便,能量容易控制,病人无痛苦,并发症少,为治疗膜性白内障的好方法。

尽管目前 Nd:YAG 激光后囊切开可以使视功能很快恢复,且十分便捷,但存在人工晶体损伤、高眼压、视网膜脱离、黄斑囊样水肿、视网膜出血等较多并发症,故临床上寻求一种安全、有效的药物治疗方法仍系当前研究的方向。药物治疗的理论基础是用单克隆抗体特异性抑制晶状体上皮细胞的增殖及"自杀基因",目前正在研究并应用于临床的药物主要有肝素、利喘贝和免疫毒素等。

101. 怎样预防外伤性白内障?

在我们日常生活、学习和工作中,眼睛受外伤的概率很高,尤其是儿童和青壮年,外伤性白内障时有发生,往往是因一时的疏忽而造成的终身痛苦。因此保护好我们的眼睛,防止外界的伤害,是每个人都应十分重视的。主要应注重以下几点:

(1)积极开展防止眼外伤的宣传教育工作,提高对预防眼外伤的认识。家长及学校老师要经常教育儿童不要拿刀、剪、针、弓箭等锐利的东西当玩具,以免刺伤眼睛;不要用石子、树枝互相打闹,以免发生意外。

(2)加强厂矿的防护措施,改善工作环境,严格遵守操作规程,对危险品加强管理,工作时注意穿戴防护衣、面罩及眼镜,避免机械性及放射性损伤的发生。

(3)眼睛受伤后要及时到医院检查,早期诊断,合理治疗,争取最佳疗效。

五、并发性白内障

102. 什么叫并发性白内障？

在眼科看病，经常看到医生下这样的诊断，"并发性白内障"。并发性白内障是一种特殊类型的白内障，就广义来说，无论全身或眼局部病变所引起的白内障，都属于并发性白内障的范畴；狭义的并发性白内障仅指与眼局部病变有直接关系的类型。

（1）与眼局部病变有关的并发性白内障：如慢性虹膜睫状体炎、慢性葡萄膜炎、陈旧性视网膜脱离、视网膜色素变性、严重的视网膜血管病变、高度近视、青光眼及局部药物引起者等。

（2）与全身病变有关的并发性白内障：如糖尿病性白内障、搐搦性白内障及肌强直性白内障等。

（3）与内眼手术有关的并发性白内障：如青光眼滤过手术，视网膜脱离手术，玻璃体手术，尤其是在玻璃体切除术后合并眼内充填物（气体或硅油）手术后的晶状体混浊更为常见。

并发性白内障发生的原因相当复杂，它是以晶状体后囊膜或后皮质混浊为特征的一种白内障。一般认为病变之所以起源于后极部，一方面很可能是由于后囊膜较薄，又无上皮细胞，这些部位出现的纤维素性或炎性渗出物，很容易和玻璃体粘连，使晶状体囊膜的通透性发生改变；另一方面是因为房水与玻璃体的化学性质在生理上有差别之故,房水是水溶液,新陈代谢活跃,而玻璃体是胶体状物质,新陈代谢与毒素的排出缓慢,使晶状体逐渐发生混浊。

103. 哪些眼病可引起并发性白内障?

许多眼局部病变可以导致晶状体周围眼内液的异常,如毒素的积聚、pH 值的改变等,渐渐地引起晶状体新陈代谢障碍,形成并发性白内障。常见的有以下几种类型:

(1)并发于虹膜睫状体炎的白内障:慢性虹膜睫状体炎或亚急性虹膜睫状体炎容易引起白内障,常在炎症发生数年后出现,进展很慢。根据虹膜睫状体炎的病情,混浊可以稳定在某一水平或逐渐发展。典型的晶状体混浊多位于囊下视轴区,混浊由细点或空泡组成,有时也有钙化点或结晶。有虹膜后粘连或新生血管附着在晶体囊上者,混浊的进展方向多沿晶状体缝扩散,逐渐向深处进展,终至形成致密的白色珠母状混浊。

(2)并发于慢性脉络膜炎或陈旧性视网膜脱离的白内障:这种白内障,早期发生在后囊下,呈颗粒状,有彩色反光,混浊与周围皮质界限不清楚,有时呈典型的菊花瓣状,进展很慢。

(3)并发于视网膜色素变性及高度近视伴有脉络膜及玻璃体改变的白内障:初期在前或后囊下皮质中出现不规则圆形或星状混浊,由空泡积聚组成,以后空泡数目逐渐增多,呈轮辐状排列并逐渐融合,裂隙灯检查有不规则的反光。

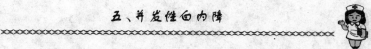

（4）并发于严重角膜炎的白内障：严重的角膜溃疡或角膜炎，角膜穿孔时，晶状体与角膜病变接触，可引起前极性或锥形白内障。

（5）并发于青光眼的白内障：急性充血性青光眼发作后，在晶状体前囊下可查见点状混浊，沿晶状体缝向周围扩散，大小不一，形状也不规则，有的如同石灰浆溅在地面上一样，医学上称"青光眼斑"。随时间的推移，这种混浊可稍变淡或静止不变。

（6）并发于眼内肿瘤的白内障：眼内肿瘤引起的白内障并不多见，可能由于毒素吸收影响晶状体代谢之故。常见的有睫状体肿瘤、脉络膜黑色素瘤等。

104. 并发性白内障形态学特征是什么？

并发性白内障多由眼病或某些全身疾病引起，因此在发展过程中，组织病理学变化及形态学特点上均与老年性或先天性白内障有很大区别。并发性白内障典型的形态学特征有以下几点：

（1）晶状体后囊膜或与囊膜接近的皮质区有强烈的彩色反光。在并发性白内障初期，晶状体后囊下出现局限性薄片状混浊，常位于中轴部或周边处，用弥散光照射，可见晶状体混浊呈雾状，其中可有空泡。光学切面上，混浊呈一薄层，混浊前面的边界不清楚。镜面反光照射法可见混浊处有红、绿、黄、蓝多种彩色反光。

（2）混浊区边缘不清，质地疏松，密度不均匀，呈典型的"菊花瓣"形（图64）。混浊进展时，常沿晶状体缝向外延伸，使混浊增厚变大，有时呈蜂窝状，中轴处最明显，由

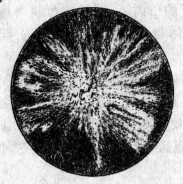

图 64 并发性白内障(菊花瓣样改变)

此向周边扩散逐渐变薄,在浓厚的混浊前部又有云雾状混浊;在发展过程中,混浊可逐渐变黄,并可出现钙化小点或不规则的碎屑,尤其是老年人更加明显。

(3)混浊的发展不受基质结构限制,形态也不规则。并发性白内障发展到后期,可侵犯全皮质,核也可失去透明,甚至有晶状体皱缩、钙质或结晶沉着、囊膜增厚及晶状体震颤或异位等白内障过熟的改变。

(4)玻璃体手术后并发性白内障有其特殊形态。玻璃体腔填充气体引起的气性白内障,在后囊膜和后皮质之间形成蛙卵样空泡,大小不等,形状各异,空泡消失后形成浅棕色后囊混浊;玻璃体腔填充硅油或平衡盐液,术后 6 个月左右(尤其是老年人)可见晶状体核密度增加,术后 1～2 年,晶状体核密度逐渐加大,成深棕色核性混浊。

并发性白内障的诊断主要靠晶状体形态学的变化,如发现以上晶体状的形态学特征改变,应当仔细行眼部全面检查,特别是裂隙灯显微镜检查,多能发现眼部病变的存在,同时也应行有关的全身检查及问诊,如血糖、血钙、有无接触有毒物质,有无内眼手术史等。

105. 药物性和中毒性白内障是怎么回事？

药物性和中毒性白内障是一种特殊类型的并发性白内障,它既不是因局部眼病引起,也与全身性疾病无关,多由于长期应用或接触某些药物,影响晶状体的代谢,久而久之导致晶状体混浊。

(1)药物性白内障:有文献报道,长期点用激素类药物,或二异丙基氟磷酸缩瞳剂,可以引起晶状体后皮质区的混浊性变化,如慢性青光眼长期应用缩瞳剂,慢性过敏性结膜炎长期点用可的松类药物等。引起晶状体混浊的发病机制还有待进一步研究。

(2)中毒性白内障:指过量应用某些药物或蓄积中毒引起晶状体的混浊性变化。常见中毒药物有:二硝基酚、三硝基甲苯、萘、铊等。中毒性白内障,除可以问出与毒性物质接触史以外,晶状体混浊的形态也具一定特征,应用裂隙灯检查十分重要。一般在发病早期,晶状体周边部有大小不等的灰黄色小点聚集,多呈环状排列,可伸至晶状体成人核和前后皮质内,晶状体中央部也可出现环形混浊(图65)。此种白内障的患病率与工龄、年龄成正

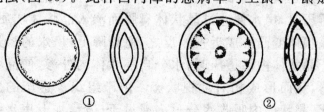

图65 三硝基甲苯引起的中毒性白内障
①初期 ②晚期

比,接触有毒物质时间越长,患病率也越高;脱离接触后,此种白内障可稳定在某一阶段或缓慢进展。

中毒性白内障的特征是双眼受累,发生白内障的时间距药物中毒时间较长,可达数月至数年,组织病理学检查除晶状体本身空泡、液化、蛋白或结晶沉积外,还常见到睫状体、脉络膜和视网膜肿胀。

此两种并发性白内障只要早期发现,及时治疗或采取预防措施,预后还是比较好的。

106. 糖尿病是怎样引起白内障的?

对年龄未满 45 周岁,尤其是在短期内双眼患白内障者,应首先考虑到患有糖尿病的可能。典型的糖尿病性白内障,是因为血糖浓度过高,使晶状体内外的渗透压发生急剧变化,再加上氧化损伤和糖基化末端产物形成的,所以白内障往往进展较快,在数日或数周内可以达到成熟阶段。另外,在糖尿病的发展过程中,还常常出现暂时性近视或远视,且随着血糖的变化,屈光状态也随着改变。当血糖升高时,血内无机盐的含量大大减少,组织液的渗透压随之降低,而当房水的渗透压低于晶状体内的渗透压时,房水便通过晶状体囊膜而渗入晶状体实质内,使晶状体变凸形成近视。反之,血糖降低,房水的渗透压高于晶状体内渗透压时,水分自晶状体内外渗,使晶状体变薄,从而形成相对远视状态。由于组织渗透压的急剧变化,晶状体内吸收水分过多或过于广泛,加上房水中营养物质及离子的比例失调,pH 值的改变等,都会干扰或影响晶状体的正常代谢,形成并发性白内障。

值得注意的是,45岁以后发生的糖尿病并发性白内障,如进展缓慢,多年维持在非成熟状态(仅仅为后囊混浊),往往与老年性白内障同时存在,二者很难截然分开,治疗上也基本相同。

107. 糖尿病性白内障有哪些特点?

患糖尿病的病人,尤其是血糖控制不太满意,病情较危重者,应当定期到眼科检查有无糖尿病性白内障、有无糖尿病性视网膜病变,以便早期发现,及时治疗。糖尿病性白内障无论在发病过程、病情进展、病理机制及晶状体混浊的形态学变化等方面,均与老年性和先天性白内障有很大区别,临床上应加以注意。糖尿病性白内障有以下特点:

(1)主要发生于青壮年,严重的糖尿病患者以15~20岁最多见,偶见于年长者。

(2)晶状体混浊常为双侧,且形态及程度大致相同。

(3)晶状体混浊的形态学特征,为早期在晶状体囊膜下见多个小空泡形成,接着在皮质层出现典型的细点状混浊、白色条状混浊或雪片状混浊,沿着晶状体纤维走行的方向或晶状体缝分布。有时晶状体皮质内吸收大量水分,发生高度水肿,晶状体膨胀。裂隙灯检查,在晶状体皮质内可见宽而大的水裂,若断若续,偶尔此种变化可侵入核区(图66)。

(4)此种白内障一般进展较快,晶状体混浊可在数小时或数天内出现,并可在数日或数周内达到成熟阶段。

(5)在白内障形成过程中,常常出现暂时性近视或远

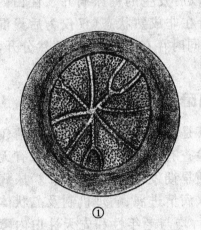
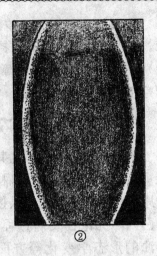

①　　　　　　　　　　　②

图66　糖尿病并发性白内障
①正面观　②光学切面

视,屈光变化常随着血糖的变化而改变,多为可逆性。这一点对老年人来说很重要,如果老年人发现近期内屈光状态变化无常,应当到医院检查有无糖尿病及糖尿病性白内障。

108. 哪些全身性疾病可引起并发性白内障?

引起并发性白内障的原因很多,某些全身性疾病及内分泌紊乱可以引起并发性白内障已为人们所熟知,但晶状体混浊的发病机制、发展过程却不完全相同。因此预后也有很大差别。引起并发性白内障的常见疾病有以下几种:

(1)糖尿病:是引起并发性白内障的最常见的内分泌疾病,糖尿病患者可能引起两种白内障,一种是老年性白

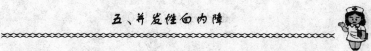

内障,与一般老年性白内障相同,但发生年龄较早,进展较快,很快即成熟;另一种是真正的糖尿病性并发性白内障,其发生、发展、形态及年龄均有特征性改变(见107问)。

(2)低血糖性白内障:多为男性,常见于早产儿,多伴智力低下,多数病人为婴儿或儿童,表现为双侧板层混浊,少数为后囊下点状混浊。

(3)手足搐搦症:这种并发性白内障,是由于甲状旁腺功能不全与手足搐搦同时出现的一种病变。常见于两种情况,一种是由于甲状腺手术累及甲状旁腺引起功能不足;另一种是特发性甲状旁腺功能低下,与营养不良,缺钙和维生素D缺乏有密切关系。这种白内障常为双侧性,以中青年多见,女性较多,多发生于妇女哺乳期、怀孕期及钙质缺乏者。此种白内障有典型的形态学改变,在晶状体囊下有尘状、小点状或小片状混浊,其中常夹杂有不规则的红、绿或黄色结晶,混浊部分与囊膜间有一清亮的透明带隔开,出现形似鱼骨的辐射形条状混浊(图67)。重症患者,混浊可在短期内波及晶状体全部,不久即达到成熟期。

此种白内障发生的原因,可能是由于钙质缺乏,使晶体周围的眼内液化学成分发生改变,离子平衡失调,从而导致晶状体代谢障碍。治疗上应给予足量的钙,同时给予维生素A、维生素D,必要时给予甲状旁腺制剂。

(4)肌强直性萎缩症:是一种家族遗传性退化变性,病因可能是多种内分泌腺(垂体、肾上腺皮质、睾丸)功能

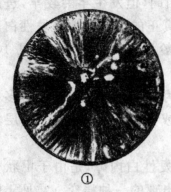 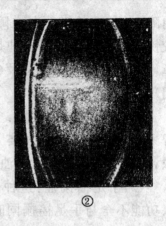

图 67　手足搐搦症并发性白内障
①正面观　②光学切面

失调所致。白内障的形态特征是,早期晶状体有白色尘
状和片状及尖角状混浊,其中夹杂着红、绿色结晶颗粒,
常位于前、后囊下较深的皮质处,开始是较少的新生纤维
层受累,以后在后极附近可出现星形混浊及胆固醇结晶
等,重症患者白内障进展迅速,发生水裂、空泡及板层分
离等。这种白内障多在 20 岁时出现,35～40 岁时混浊开
始加剧。

　　(5)伸舌样痴呆症:是一种先天性遗传病,发生白内
障者较多(文献报道为 46%～59.8%),晶状体混浊多在
15 岁以后发生,故认为混浊不是先天性的。这种白内障
的特征是发生在丫缝附近的混浊,在后极部也可呈星状
混浊(图 68)。

　　(6)肝豆状核变性:为铜代谢障碍的一种病症,晶状
体混浊的特点为前囊下有蓝灰色或蓝绿色的点状混浊,

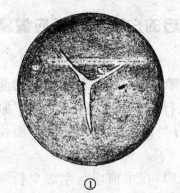 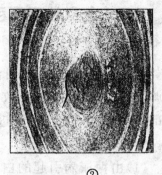

①　　　　　　　　　　②

图68　伸舌样痴呆症白内障(缝性白内障)
①正面观　②光学切面

排列成放射状花纹,如向日葵花形。常合并有角膜后弹力层色素环(K-F环)。

(7)某些皮肤病:如神经性皮炎、硬皮病、湿疹和血管萎缩性皮肤异色症等可引起并发性白内障。多见于青年人,双眼同时发生,混浊最初位于囊下,以后可沿晶状体缝出现放射状花纹,也可出现水隙、板层分离及轮辐状混浊,以致形成全白内障。此种白内障的发生原因,多认为由于内分泌功能低下,特别是甲状腺或性腺功能不足所致。

(8)某些重症传染病:如白喉、斑疹伤寒、霍乱、天花、猩红热等,均可并发白内障。这种白内障为双侧性,混浊均匀分布于皮质内,很快成熟。

(9)其他:如克汀病、极度恶病质、恶性贫血、慢性肾炎、肾病综合征及大量失血后,均可引起白内障的发生。

109. 全身性疾病引起的白内障术前应做哪些检查?

全身性疾病引起的白内障,因多存在全身代谢功能失调及内分泌功能紊乱,故在行白内障手术之前,除了眼局部详细检查之外,还需进行身体各器官功能的全面检查。

(1)由糖尿病引起的白内障,在术前应行空腹血糖测定、饭后 2 小时血糖、24 小时尿糖定量,以及血浆白蛋白、球蛋白、胆固醇、甘油三酯、钾、钠、氯、钙的测定。

(2)肝、肾功能及内分泌腺功能检查,如垂体、甲状腺、肾上腺皮质功能测定等。

(3)眼 B 超检查,全身性疾病引起的白内障,尤其是糖尿病性白内障,全身及眼部血管通透性增加,眼底血管也往往有多种病变,有时有玻璃体出血及视网膜脱离,因此 B 超检查是非常必要的。

(4)散瞳检查,应用复方托品酰胺散大瞳孔,在裂隙灯下详细观察晶状体的混浊形态,与周围组织有无粘连,虹膜及瞳孔的舒缩状态等,为制定手术方案提供依据。

(5)5 米光感,1 米光定位及红绿色觉检查。

(6)对光定位不确切或光感较弱者,应行视网膜电流图检查。

(7)角膜内皮细胞计数。并发性白内障患者的角膜内皮数量和形态一般都会有不同程度的减少和改变,术前检查有利于医生对患者预后的评价。

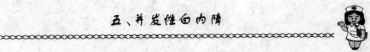

（8）对年老体弱者，还应进行心肺功能检查，如心电图、肺部拍片等，以评估能否耐受手术及预防术中心肺功能并发症。

110. 全身性疾病引起的白内障治疗上应注意什么问题？

前面已提及，并发性白内障有一种类型是因全身及内分泌疾病引起的，故在治疗上不但要重视眼局部情况的处理，同时也要兼顾全身性疾病的治疗，以避免发生不应出现的全身并发症。一般应当注意以下几点：

（1）要彻底治疗原发病，对不能完全治愈的疾病，至少要等病情基本稳定或相对稳定时再进行白内障手术。如糖尿病并发性白内障，最好等空腹血糖稳定在正常范围、尿糖阴性或一个加号以内、肝肾功能基本正常时，行白内障手术比较安全。

（2）术前要详细检查患眼，尤其应注意晶状体混浊的范围、形态，前囊膜与虹膜有无粘连，瞳孔缘是否游离，虹膜有无萎缩等，以制定合理的手术方案。

（3）手术中操作要轻柔、快捷、准确，有虹膜粘连时要仔细分离，应用黏弹性物质（如甲基纤维素）保护角膜内皮，避免过多刺激虹膜及过度眼内冲洗，以防止术后反应过大或虹膜萎缩。无论行囊外或囊内白内障摘除术，均应充分降低眼压，避免术中玻璃体溢出。

（4）术后要加强抗感染治疗，同时应当给予皮质激素，尤其是糖尿病患者，必要时静脉滴注抗生素，同时要适当卧床,注意睡眠,保持大便通畅。

(5)术后不放松对全身性疾病的治疗。有的病例,手术做完了,就因放松了全身治疗,以致发生了不应有的并发症(如前房出血、切口感染、切口延迟愈合等)。术后仍应按照术前的治疗方案进行治疗。

(6)对切口缝线的拆除,应根据眼前节反应情况而定,必要时可适当推迟拆线时间1～2天。同时点用的抗生素和皮质激素眼药水,也应适当延长一些时间。

111. 糖尿病性白内障手术应注意哪些问题?

糖尿病是一种内分泌障碍性疾病,它与眼睛的关系甚为密切,糖尿病性白内障是引起失明的主要原因。由于全身的特殊情况,糖尿病病人做白内障手术时,应注意以下几个问题:

(1)严格控制血糖、控制饮食、生活起居规律。饮食上定时、定量,多吃蔬菜和豆制品。按时服降血糖药,术前尽可能将血糖控制在正常范围以内,尿糖阴性或一个加号以内。

(2)注意全身检查,有无感染病灶,心、肺、肝、肾功能检查及血浆蛋白定量,全身情况较差或有感染者(如咳嗽等),应推迟行白内障手术。

(3)详细检查有无五官科病灶,如慢性鼻窦炎、牙残根等,眼睑有无化脓性炎症,冲洗泪道是否通畅等,必要时做结膜囊细菌培养及药物敏感试验。

(4)视觉功能及眼前节检查,包括光觉、色觉及光定位检查,角膜内皮计数及形态学检查,同时应检查虹膜及

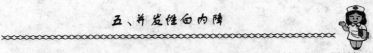

瞳孔缘有无新生血管,与晶状体囊膜有无粘连。另外还应注意眼压是否正常,有无眼肌麻痹等。

(5)眼后节检查,包括玻璃体是否混浊,有无糖尿病性视网膜病变等,眼底看不清者应行 B 超及视网膜电流图检查。

(6)手术当天应给予镇静剂,如鲁米那 0.09 克 1 次服,术中操作要轻、稳、准、快,尽量缩短手术时间。有虹膜新生血管及眼底视网膜病变在 Ⅳ 期以上者,尽可能采用简单手术方法,一般不主张一期安放人工晶体。等视网膜病变处理好后二期安放人工晶体。

(7)术后要多进高蛋白饮食,全身或局部应用抗生素预防感染,适当卧床休息,保持大便通畅。

112. 并发性白内障可以用药物治疗吗?

前面已谈到手术摘除白内障,是目前治疗白内障惟一有效的方法,药物治疗白内障仍处于研究和探索阶段。并发性白内障的治疗也是如此,对早期并发性白内障,药物治疗后可能减慢其发展或稳定在某一水平,而对一些中、晚期白内障,药物治疗基本上没有什么效果。

对于糖尿病性白内障,目前的研究表明其发病机制可能与晶状体渗透压改变、氧化损伤和糖基化末端产物形成有关,因此主要有三类药物:①醛糖还原酶抑制剂。②抗氧化类药物,卡他林、法可林等。③糖基化抑制剂阿司匹林。

其他常用的药物有:白内停、治障宁、利明眼药水及沙普爱斯眼药水等,还有维生素 C、维生素 B_2、维生素 E 及障眼明片、磁珠丸、治障丹、石斛夜光丸、杞菊地黄丸等口服药。

另外,并发性白内障除了眼局部药物治疗外,还应注意全身原发病治疗,即病因治疗。如糖尿病引起的白内障应注意控制血糖、全身调理治疗,低钙性白内障应注意调整甲状旁腺的功能及补充血钙等。总之,并发性白内障的药物治疗与老年性白内障略有不同,除眼局部对症治疗以外,还应注意病因治疗,双管齐下,才能取得较满意的效果。

113. 如何掌握并发性白内障手术时机?

并发性白内障由于成因复杂,常常合并有其他器官的功能失调,对于手术时机的掌握既要照顾到全身状况,又要根据白内障的进展程度,眼底病变的轻重等情况加以选择。如糖尿病性白内障,晶状体后囊及后皮质严重混浊,视力低于 0.1,病人生活不能自理,但空腹血糖在 7.0 毫摩/升以上,也不应急于手术,最好等全身情况稳定,血糖控制在 6.16 毫摩/升以下,尿糖阴性或一个加号以内,再行白内障手术,以免术后发生合并症。反之,白内障虽然不太严重,但视网膜状况较差,急需行眼底荧光血管造影及激光治疗,由于白内障而使眼底显示模糊,以致不能进行有效的治疗,应提前行白内障摘除术,以便对视网膜病变施行有效的治疗,保护视觉功能。另外,如果病人全身情况较差,有慢性支气管炎、冠心病,或近期患感冒发热等,应尽可能推迟手术,待全身情况稳定后,再行白内障手术比较安全。

总之,并发性白内障几乎都是不太成熟的白内障,但它对视力的影响较大(主要是后囊中轴区锅巴样混浊),还有全身或眼局部病变。因此,手术时要权衡利弊,既治疗眼病,又要兼顾全身情况,选择适当的手术时机及合理的手术方法。

114. 并发性白内障手术方法有哪几种?

白内障手术是使患者重见光明的手术,随着眼科显微手术的开展,手术方法在不断改进,手术适应证也逐渐放宽。并发性白内障常用的手术方法有以下几种:

(1)小切口囊外白内障摘除术:近年来由于人工晶体的开展,老年性白内障和并发性白内障多采用此种方法。由于显微镜下操作简单、省时、方便,手术成功率高,并发症大为减少,为开展人工晶体创造了条件。

(2)粘连分离,囊外白内障摘除:由眼病引起的并发性白内障,常常有虹膜后粘连,甚至瞳孔膜闭,手术时可先行虹膜粘连分离,然后再用常规方法摘除白内障。

(3)白内障超声乳化术:由于目前的设备和技术在不断改进和提高,这种方法适合于绝大多数的并发性白内障患者,尤其对于那些年龄轻、没有角膜内皮病变、前房深度正常、瞳孔能够散大到 7 毫米以上、核硬度在中等度以下的患者。

115. 并发性白内障手术应注意哪些问题?

手术摘除白内障仍为并发性白内障惟一有效的治疗

方法。从手术方法上讲,它与老年性白内障无大差别,但小切口囊外白内障摘除或囊内白内障摘除在具体操作上应注意以下几个问题:

(1)囊内白内障摘除术

①充分降低眼压。对高度近视或有玻璃体液化者尤为重要。一般术中快速静脉滴注 20％甘露醇 250 毫升,以浓缩玻璃体。

②彻底分离粘连。对有虹膜或瞳孔缘后粘连者,一定要彻底分离,使晶状体充分游离,这样在冷冻时才不至于将虹膜拉出,造成虹膜根部离断。

③防止玻璃体溢出。囊内白内障摘除术中发生玻璃体脱出多与术者操作不慎有关,娩出晶体时用力方向不对或用力过猛,或眼轮匝肌麻醉不完全,眼睑挤压眼球等均可造成玻璃体溢出。

④严密缝合切口。有玻璃体溢出时,应仔细彻底地清除切口周围的玻璃体,有条件时可行前部玻璃体切割,尽可能保留圆瞳孔;术毕前房内注入消毒空气,以使玻璃体回复原位及恢复眼压。

(2)小切口囊外白内障摘除术

①局麻要充分。一般球后注射 2％利多卡因加0.75％布比卡因混合液 3～3.5 毫升,加压眼球 10～15 分钟;眼轮匝肌浸润麻醉用 5～6 毫升,以眼球固定不动,眼睑闭合无力为局麻良好的标志。

②截囊要确实、完整。无论用何种方法截囊,正中应有 5～6 毫米的缺损区。必要时可用囊膜剪剪除或应用

撕囊法。

③娩核动作要轻柔。两个器械密切配合,切不可用力过大过猛,造成后囊破裂,玻璃体脱出。

④冲洗皮质要干净、彻底。对后囊锅巴样混浊者,可应用抛光针头轻轻摩擦,便于将碎屑吸出,残留部分以促进其溶解吸收。对后囊混浊较重者,必要时可考虑行后囊膜切开术。

⑤术前口服镇静剂。如用鲁米那 0.09 克,1 次服,消除病人紧张情绪,取得病人配合,也是保证手术成功的关键。

(3)白内障超声乳化术

①瞳孔的处理。因并发性白内障一般都会有不同程度的瞳孔后粘连,移位或变形,而术前又很难使其恢复正常,在进行超声乳化时易损伤虹膜,造成前房出血或虹膜缺损等并发症,因此术中要在粘弹剂的保护下分离虹膜的后粘连,在冲洗前房时加入肾上腺素,甚至可以做虹膜切开或节段切除,为下一部操作提供良好的条件。

②晶状体囊膜的处理。此类晶状体的混浊因为有并发因素,有些前囊膜相对较韧或术前已经不完整,因此在撕囊时要特别的小心,可用较多的粘弹剂来保持前囊膜的完整性,也可用截囊的方法甚至用囊膜剪来完成。

③超声乳化。并发性白内障的晶状体悬韧带常常比较脆弱,有的患者角膜内皮细胞数量较少,在进行超声乳化时要格外的小心,能量的选择要尽量的小,超声乳化的时间也要尽量的短。皮质应尽量吸除干净,以免影响眼

底的观察。

④人工晶体的选择。最好避免使用硅胶材料的人工晶体,为今后预行的眼底手术带来方便。而且人工晶体以选择光学部较大的(直径 6.0～6.5 毫米)为宜。

116. 并发性白内障术后有哪些并发症?

现代白内障手术为一定型的、十分成熟的显微手术。手术方法相对较简单、省时,术后的并发症也大为减少,尤其是各大医院已广泛开展了人工晶体置入术,使术后的效果更加满意,接近于眼睛的生理功能。但是,因为每个病人的眼睛状况不同,全身情况各异,术者的临床经验及手术操作水平相差很大,加上医院的医疗条件也不一样,所以术后仍有部分病人发生这样或那样的一些并发症。主要有以下几种:

(1)囊内白内障摘除术

①瞳孔上移。由于术中玻璃体溢出,切口周围玻璃体未能完全剪除,造成玻璃体与切口粘连,日后玻璃体机化增殖,牵引瞳孔向上移位。

②虹膜粘连及继发性青光眼。由于玻璃体脱出,瞳孔上移,压迫周边虹膜可发生周边虹膜前粘连,上方切口处房角破坏及继发虹膜炎,使房水引流失代偿,导致眼压升高即继发性青光眼。

③角膜混浊及水肿。由于玻璃体与角膜内皮相接触或粘连,日久可影响角膜内皮的正常代谢,导致变性混浊,并可造成角膜全层营养障碍,角膜上皮发生水肿,长期水肿可发生大泡性角膜病变,治疗相当困难。

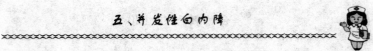

④伤口愈合不良。多由于脱出的玻璃体嵌顿于切口处未能彻底切除,以至于延长了切口愈合时间。有的拆线后造成切口裂开,而且很容易引起眼内感染。

⑤玻璃体混浊。常见于玻璃体液化,术中玻璃体脱出,术后玻璃体反应较大或有炎性渗出,导致玻璃体机化、混浊。

⑥眼内炎。这是白内障手术最严重的并发症,虽然罕见,但后果严重,往往导致视力丧失。发生眼内炎的原因是多方面的,如手术器械消毒不严密、术中污染切口、手术室及术者消毒不严格或患者结膜有炎症等,应当注意预防。

⑦黄斑囊样变性。是白内障术后晚期并发症之一,发生原因至今尚不十分清楚。多数学者认为与动脉硬化,患者紧张恐惧引起黄斑区血管痉挛,术中玻璃体溢出等有关。一般预后尚良好。

(2)小切口囊外白内障摘除、人工晶体置入术

①后囊膜混浊(即后发障)。为囊外白内障摘除最常见并发症之一,由于残留的皮质机化或前囊上皮增殖而形成的灰白色不透明的机化膜,严重影响视力。

②虹膜或瞳孔缘后粘连。术中过多刺激虹膜,眼内灌注液不合标准及眼内异物反应等,为导致虹膜后粘连的常见因素。

③继发性青光眼。由于广泛的虹膜后粘连,前后房不能交通,以致眼压升高。

④人工晶体嵌顿。由于术后反应较重,瞳孔不规则

后粘连,应用强力散瞳剂瞳孔散大后不能回缩,导致人工晶体赤道部嵌入虹膜前或部分嵌入瞳孔区。

⑤人工晶体倾斜。多由于术中人工晶体位置不正或一个襻未放入囊袋内,或赤道部残留皮质与晶体襻粘连,或术后炎症反应,部分虹膜粘连等原因,造成人工晶体位置偏斜,严重影响视力。

⑥瞳孔变形或上移。一种原因为术毕未能使瞳孔复圆,术后发生粘连;另一种原因为术中上方后囊破裂,有玻璃体溢出,虽然安放了人工晶体,但影响了瞳孔复圆,造成瞳孔上移。

⑦眼内炎。发生原因同囊内白内障摘除术。

(3)白内障超声乳化术

①后弹力层撕脱。主要是由于并发性白内障患者角膜条件的欠佳,再加上超声乳化头、手术器械及人工晶体等进出前房时的机械损伤造成。

②前房出血。瞳孔的后粘连、变形、无法散大等原因使超声乳化头对虹膜造成损伤,引起出血,影响术后的视力。

③后囊膜的破裂。有很多并发性白内障的晶体伴有后囊膜的浑浊,在进行后囊膜抛光时易造成破裂。

④后发障的发生。皮质吸除不干净、后囊膜浑浊等原因都可增加术后后发障的发生。

⑤术后炎性反应。由于术前就存在糖尿病、葡萄膜炎、高眼压等原因,导致术后前房反应较重。

117. 如何预防并发性白内障手术并发症?

手术并发症是影响手术效果,妨碍患者复明的大敌,每个眼科医生都应高度重视,努力提高自己的显微手术操作水平,采取一切措施防止并发症的发生。一般应从3个方面预防:

(1)术前检查及病人准备方面

①详细检查眼前节,散大瞳孔后应用裂隙灯显微镜检查晶体混浊的形态、后囊情况、有无虹膜粘连等。

②向病人说明手术情况,克服紧张情绪,取得病人配合,必要时手术前晚或术日晨口服镇静剂,如鲁米那0.09克1次服用。

③注意了解全身状况,尤其是糖尿病患者各项化验是否正常及肝肾功能情况,以估计能否耐受此手术。

(2)术中操作方面

①局麻要充分,保持低眼压,必要时静脉快速滴注20%甘露醇250毫升。

②严格无菌操作,预防切口感染。

③操作轻柔、快捷、准确,尽可能减少器械进入前房的次数,安放人工晶体时应用黏弹性物质(甲基纤维素或透明质酸钠)保护角膜内皮。

④应用平衡盐液(BSS液)作为前房冲洗液,冲吸皮质干净、有效,尽量缩短手术时间。

⑤应用10-0尼龙线密闭切口,针距、跨度及缝针深浅恰当。

(3)术后监护方面

①每日换药,应用裂隙灯显微镜检查,发现问题及时采取补救措施。

②置入人工晶体后,要注意瞳孔运动情况,每日应用短效散瞳剂活动瞳孔(如1‰~5‰新福林眼药水或托比卡安眼药水),必要时局部应用皮质激素。

③根据术眼反应情况,术后适当卧床休息,保持大便通畅,防止碰伤术眼。

118. 并发性白内障术后能安放人工晶体吗?

有人问,并发性白内障是以后囊膜混浊为主的白内障,且眼前节经常有慢性炎症或虹膜后粘连,手术后能安放人工晶体吗?根据目前我国开展显微手术的情况及人工晶体操作水平,从手术技术上讲没什么问题,完全能同老年性白内障一样安放人工晶体。但是,并发性白内障患者的眼局部及全身情况,均比老年性白内障复杂,安放人工晶体应当严格选择适应证。另外,并不是每一个并发性白内障病人,在术后都可以安放人工晶体,有的还有相对禁忌证。应当根据眼前节的状态、眼底的情况及全身状况综合考虑,然后决定是否安放人工晶体。比如对一个糖尿病并发性白内障患者,眼前节状态较好,双眼视力均低于0.1,散瞳检查或以前病历记载视网膜仅有轻度病变(背景期),全身状况尚好,这样的病人当然可以考虑在白内障摘除后,行人工晶体置入术。反之,如果病人其他情况良好,视网膜病变已进入增殖期(Ⅳ期),就不应当安放人工晶体了。另外,对一些慢性葡萄膜炎并发的白内障,瞳孔缘不规则后粘连,虹膜严重萎缩,即使全身情况良好,也不考虑安放人工晶体。对眼局部情况良好的并发性白内障,如果年老体弱(80 岁以上),全身患有多种疾病,如严重的心脏病、慢性支气管炎、肺心病、脑血管栓塞或脑出血后遗症等,也不应当安放人工晶体。

总之,并发性白内障不是安放人工晶体的禁忌证,但是,能否安放人工晶体要根据患眼的状态,全身情况的好坏及病人的职业要求等全面考虑,以便做出合理的选择。

119. 并发性白内障安放人工晶体后视力不提高怎么办?

并发性白内障术后安放人工晶体后有的视力没有多大改善或提高不多;有的开始视力很好,3 个月后又再度下降;还有的术后 2 个月内视力改善不满意,2 个月后视力又逐渐提高了。遇到这种情况,首先思想上不要着急,应去医院请医生检查,分析视力不好的原因,以便采取适当的补救措施。常见的原因及处理方法如下:

(1)晶状体后囊混浊,严重影响视力,可应用 YAG 激光行后囊膜切开术,术后视力立即提高。

(2)缝线过紧或分布不均匀引起的角膜散光,一般等 3 个月以后行电脑验光,如散光低于 3.00D,可应用普通镜片矫正,如散光过大,也可以在术后 2 个月间断拆除角巩膜缝线,视力也会很快提高。

(3)晶状体位置倾斜或光心偏离视轴区,一般术后可应用普通眼镜片矫正。人工晶体光心绝对位于视轴中心似乎不大可能。因此,目前国外已生产出双凸面人工晶体,这种人工晶体更接近于生理状态,光心稍微偏斜对视力的影响较小。

(4)轻度玻璃体混浊可采用保守疗法,肌注安妥碘或眼明注射液等;重度玻璃体混浊,眼底不能窥见或有玻璃体增殖者,可考虑行玻璃体切割术。

(5)糖尿病视网膜病变及黄斑变性等,可按常规行药物治疗或选择氩激光光凝治疗。

120. 如何预防并发性白内障?

并发性白内障虽然不及老年性白内障常见,但它从幼年(如糖尿病性白内障)到老年均可发病,发病过程也相对比老年性白内障短,治疗起来比老年性白内障困难,手术难度大,并发症也较多,视力预后也相对较老年性白内障差。因此,积极预防并发性白内障显得更加重要。预防一般应做到以下几点:

(1)预防及治疗与并发性白内障有关的眼病,如急性虹膜睫状体炎、脉络膜炎、视网膜脱离等,使这些眼病得到及时诊断,合理治疗,以防由急性转为慢性,影响晶状体的新陈代谢。

(2)预防及治疗与并发性白内障有关的全身疾病,患病后及早明确诊断,及时有效地治疗是预防并发障的关键。如糖尿病患者应严格控制饮食,合理应用降糖药或胰岛素,尽可能使血糖控制在 6.1 毫摩/升以下,尿糖阴性或不超过 1 个加号。

(3)积极查找引起原发病的病因,及时治疗,也是预防并发性白内障的重要措施,如患慢性葡萄膜炎者,应积

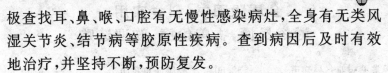

极查找耳、鼻、喉、口腔有无慢性感染病灶,全身有无类风湿关节炎、结节病等胶原性疾病。查到病因后及时有效地治疗,并坚持不断,预防复发。

(4)患有与并发性白内障有关的眼病或全身性疾病者,除了积极治疗原发病以外,还要定期到医院进行晶状体常规检查,应用裂隙灯显微镜在瞳孔散大的情况下,仔细观察晶状体的光切面,注意晶状体赤道部、周边部及晶状体囊下的微细变化,尤其是后囊,有条件时可拍成照片,定期追踪观察。

(5)对晶状体已有早期变化的并发性白内障,虽然对视力无大影响,也应积极采取措施治疗。尽管目前还没有确实有效的药物能治愈白内障,但这些药物确能改善或促进晶状体的营养状态或新陈代谢,对晶状体的生理功能有益。因此,只要发现晶状体的轻微变化,即应给予利明眼药水、谷胱甘肽、白内停、卡他林等眼药水治疗。

金盾版图书，科学实用，
通俗易懂，物美价廉，欢迎选购

脑瘤诊治 200 问	6.00 元	肾炎防治(修订版)	8.00 元
中风防治 200 问	7.00 元	肾脏疾病的三联疗法	12.00 元
中风患者家庭康复	6.50 元	肾脏疾病诊疗手册	15.00 元
偏瘫患者运动疗法	5.00 元	肾脏疾病饮食调养	
糖尿病防治 200 问		（另有 VCD）	5.50 元
（第二版）	7.00 元	肝炎预防 50 法	12.50 元
糖尿病早防早治	8.00 元	实用肝病中西医防治	15.50 元
糖尿病家庭康复	4.50 元	肝炎防治 400 问(第二版)	11.50 元
实用糖尿病防治手册	15.00 元	乙肝蚂蚁疗法	12.00 元
新编糖尿病防治指南	15.00 元	乙型肝炎防治	5.50 元
糖尿病的胰岛素治疗	6.50 元	专家谈乙肝阳转阴	35.00 元
糖尿病药膳	12.00 元	得了乙肝怎么办——一位	
糖尿病饮食调养(修订版·		乙肝病人的康复之路	16.00 元
另有 VCD）	12.00 元	乙型肝炎自然疗法	12.00 元
糖尿病并发症防治 400 问	10.00 元	乙型肝炎防治 30 法	9.50 元
糖尿病防治误区 110 问	6.00 元	乙型肝炎病毒携带者必读	5.50 元
糖尿病自然疗法	6.00 元	实用肝病自然疗法	4.50 元
糖尿病自我防治	14.50 元	解酒醒酒与护肝养胃	12.00 元
糖尿病专家与患者对话	19.00 元	怎样使脂肪肝逆转	21.00 元
糖尿病患者怎样吃	14.00 元	脂肪肝防治	6.50 元
糖尿病患者用药知识	10.00 元	脂肪肝早防早治	5.50 元
高脂血症防治 100 问		肝胆常见病防治 240 问	5.50 元
（修订版）	4.50 元	肝癌防治 270 问	6.00 元
高脂血症早防早治	6.50 元	肝病饮食调养 150 问	
高脂血症中西医防治		（另有 VCD）	6.00 元
153 问	6.50 元	胆石症防治 240 问	6.00 元
高脂血症患者饮食调养	5.00 元	人体结石病防治	9.00 元
贫血自我防治	8.00 元	呼吸系统常见病防治	
放化疗病人的调养与		320 问	7.50 元
护理	11.50 元	呼吸系统疾病中西医防治	8.00 元
白血病防治 200 问	6.00 元	结核病用药不良反应及	
实用常见肾脏病防治	8.00 元	处理	5.00 元

肺结核防治(修订版)	4.80元	痔的防治120问(修订版)	6.50元
肺结核自我防治	9.00元	便血与肛门疼痛鉴别及	
肺癌防治(修订版)	10.00元	治疗	12.50元
支气管炎防治150问	6.00元	痔疮治疗46法	7.00元
慢性支气管炎自我防治	5.00元	常见肛肠病防治250问	7.00元
感冒患者饮食调养	5.50元	肛管直肠疾病诊治	12.50元
实用哮喘病防治	4.50元	尿路结石防治150问	5.00元
哮喘饮食调养	6.00元	中老年夜尿频繁怎么办	10.00元
咳嗽防治	7.50元	尿路感染防治120问	3.50元
消化系统常见病防治		尿路感染防治	7.50元
260问	7.00元	男性性功能障碍防治	
胃炎消化性溃疡诊治		270问(修订版)	18.00元
评点	12.00元	前列腺疾病防治270问	
胃肠疾病自我防治	9.50元	(修订版)	16.00元
胃溃疡防治200问	6.50元	男科疑难顽症特色疗法	12.50元
溃疡病自我防治	5.50元	男科疾病中西医防治	10.00元
慢性胃炎自我防治	5.00元	疝气防治	5.00元
慢性胃炎治疗60法	6.00元	常见传染病防治320问	8.00元
萎缩性胃炎防治	4.00元	实用传染病防治	9.50元
十二指肠溃疡防治200问	6.50元	艾滋病防治88问	4.50元
腹泻患者饮食调养	5.00元	性传播疾病防治100问	4.00元
胃肠道疾病饮食调养		常见性病中西医防治	5.50元
144问(修订版)	14.00元	性病及男科病自我防治	5.00元
胃肠道疾病饮食调养		内分泌系统常见疾病	
110问(另有VCD)	5.50元	防治370问	9.00元
胃癌防治150问	6.00元	胰腺疾病诊治125问	5.50元
胃病用药不良反应及处理	13.00元	甲亢防治170问	4.00元
急性腹痛诊治	6.00元	实用风湿病防治	6.00元
便秘患者饮食调养	5.00元	发热疾病自我防治	5.50元
便秘防治170问	6.00元	癌的早期信号防治与	
便秘自然疗法	10.00元	逆转	11.00元
便秘中西医防治60法	15.00元	癌症治疗新方法	6.00元

（修订版）	13.00 元	危害及防治	13.00 元
失眠防治 200 问		小儿疾病防治 300 问	
（修订版）	9.50 元	（修订版）	16.00 元
失眠自然疗法	12.50 元	婴幼儿疾产现捻压点治	
失眠自我防治	13.50 元	疗法	5.00 元
头痛防治 120 问	5.00 元	婴幼儿用药常识	8.50 元
偏头痛防治 120 问	4.00 元	婴幼儿益智健体问答	8.00 元
眩晕的识别与防治	9.00 元	婴幼儿洗澡穿衣及抗触	
常见皮肤病自然疗法	20.00 元	图解	10.00 元
护肤美肤与皮肤病防治		婴幼儿喂养知识	11.00 元
（修订版）	12.00 元	婴幼儿发育评估方法	13.50 元
皮肤疹病防治 100 问	6.50 元	新生儿护理百问	6.00 元
皮肤瘙痒防治	5.00 元	婴幼儿护理（修订版·	
家庭药浴	9.50 元	另有 VCD）	7.00 元
白癜风与黄褐斑防治	8.00 元	小儿常见病用药选择	6.50 元
青春痘防治	5.50 元	小儿肺部疾病防治	5.50 元
常见妇女病防治		小儿传染病防治	11.50 元
（修订版）	10.00 元	小儿发热疾病防治	6.50 元
妇科肿瘤防治 200 问	5.50 元	小儿出疹性疾病的鉴别	
乳腺癌防治 170 问	6.00 元	及防治	9.50 元
子宫疾病防治 110 问	3.00 元	小儿营养不良防治	3.50 元
月经病自我防治	13.00 元	小儿五官疾病防治	14.00 元
月经病防治 300 问	7.00 元	小儿胃肠疾病防治	9.00 元
痛经自我防治	5.50 元	小儿腹泻病防治	4.50 元
阴道疾病防治 85 问	3.00 元	实用小儿厌食症防治	6.50 元
阴道异常出血与闭经的		儿童常见病诊疗调护禁忌	8.50 元

以上图书由全国各地新华书店经销。凡向本社邮购图书或音像制品，可通过邮局汇款，在汇单"附言"栏填写所购书目，邮购图书均可享受 9 折优惠。购书 30 元（按打折后实款计算）以上的免收邮挂费，购书不足 30 元的按邮局资费标准收取 3 元挂号费，邮寄费由我社承担。邮购地址：北京市丰台区晓月中路 29 号，邮政编码：100072，联系人：金友，电话：（010）83210681、83210682、83219215、83219217（传真）。